DIE AUTOREN

Irene Berres, Jahrgang 1986, studierte Wissenschaftsjournalismus in Darmstadt und Dortmund. Dort strich sie nicht nur Bakterienkulturen auf Nährböden, sondern erfuhr auch praktisch, was wissenschaftliche Studien aussagen können und was eben nicht. Seitdem macht sie sich einen Spaß daraus, medizinische Fragen des Alltags zu ergründen und in ihrem Freundeskreis unangenehm als Besserwisserin aufzufallen (typische Berufskrankheit). Seit Januar 2012 genießt sie den Luxus, sich als Redakteurin bei SPIEGEL ONLINE jeden Tag in neue Fragen rund um den Körper einfuchsen zu können.

Julia Merlot, Jahrgang 1988, studierte Wissenschaftsjournalismus in Darmstadt. Im Studium vergiftete sie im Labor mit großer Freude Hautzellen mit Zahnpastalösung. Bis heute kümmert sie sich um praktische Gesundheitsfragen sowie Nerdthemen der Biochemie und berichtet zum Leidwesen ihrer Freunde auch gern im Privaten von ihren Rechercheergebnissen. Dass sich das lohnt, bestätigte sich spätestens, als eine Freundin mitteilte, sie werde die »Mythos oder Medizin«-Artikel nun selbst zum Besserwissen nutzen. Seit März 2014 arbeitet Julia Merlot im Wissenschaftsressort von SPIEGEL ONLINE.

Irene Berres · Julia Merlot

Mythos
oder
Medizin

*Brauchen Wunden
Luft oder Pflaster?*

Die spannendsten Fragen und
Antworten aus der beliebten Kolumne
bei SPIEGEL ONLINE

WILHELM HEYNE VERLAG
MÜNCHEN

Wichtiger Hinweis:

Die Ratschläge in diesem Buch sind von den Autorinnen und vom Verlag sorgfältig erwogen und geprüft. Sie bieten jedoch keinen Ersatz für kompetenten medizinischen Rat. Jede Leserin und jeder Leser ist für sein eigenes Handeln selbst verantwortlich. Alle Angaben in diesem Buch erfolgen daher ohne jegliche Gewährleistung oder Garantie seitens des Verlags oder der Autorinnen. Eine Haftung der Autorinnen bzw. des Verlags und seiner Beauftragten für Personen-, Sach- und Vermögensschäden ist ausgeschlossen.

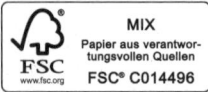

Verlagsgruppe Random House FSC® N001967
Das für dieses Buch verwendete
FSC®-zertifizierte Papier *Holmen Book Cream*
liefert Holmen Paper, Hallstavik, Schweden.

Originalausgabe 11/2014

Copyright © 2014 by Wilhelm Heyne Verlag, München,
in der Verlagsgruppe Random House GmbH
Copyright © by SPIEGEL ONLINE GmbH, Hamburg 2014
Printed in Germany 2014
Umschlaggestaltung:
Hauptmann und Kompanie Werbeagentur, Zürich
Satz: Schaber Datentechnik, Wels
Druck und Bindung: GGP Media GmbH, Pößneck

ISBN 978-3-453-60338-7

www.heyne.de

Inhalt

Vorwort

Brauchen Wunden Luft oder Pflaster? Die genaue Antwort auf diese Frage kennt wohl fast niemand auf Anhieb. Eine Idee aber, was richtig ist, die hat jeder. Wenn es um den Körper geht, mutieren wir alle zu Experten, schließlich kennen wir all seine Wehwehchen nur zu gut. Wir sind Ratgeber und Ratempfänger zugleich. Nur wissen wir viel zu selten, was an unseren Tipps wirklich dran ist.

So ging es auch uns häufig, als wir begannen, die Geschichten für dieses Buch zu recherchieren. Umso mehr konnten wir staunen, als sich bewährte Hausmittel als Flop entpuppten (bei Durchfall lieber auf Cola verzichten) und andere, scheinbar abstruse Mittelchen plötzlich zum Star gegen Krankheiten aufstiegen. Bei stinkenden Socken etwa trauten wir uns kaum, einen Forscher auf deren Wirksamkeit gegen Halsweh anzusprechen. Bis dieser selbst ins Schwärmen geriet.

Artikel für Artikel durchforsteten wir medizinische Datenbanken auf der Suche nach Studien zu den oft etwas skurrilen, abseitigen Thesen. Die Antworten auf alle Fragen stützten wir, so gut es ging, auf wissenschaftliche Erkenntnisse. Und wenn es an diesen haperte, suchten wir mithilfe eines Experten nach der plausibelsten Erklärung.

Trotzdem haben wir kein wissenschaftliches Werk verfasst, kein Lexikon, keine Erhobener-Zeigefinger-Lektüre. Die Texte sollen Spaß bringen, sie sind Lesestoff für den Stammtisch, die Familienfeier, die Zugfahrt oder das Bett vorm Einschlafen. Geschichten rund um unseren Körper, die jeder versteht. Und aus denen jeder den ein oder anderen Kniff für seinen Alltag ableiten kann. Wie nimmt man am besten ab? Oder wie vertreibt man lästiges Jucken nach einem Mückenstich?

So macht das Buch ein wenig zu einem Besserwisser und hilft beim Gesundbleiben. Aber Vorsicht: Alles, was eine Wirkung hat, hat meist auch Nebenwirkungen, auf die wir der Pflicht halber hinweisen möchten: Einige Hausmittel wirken nicht mehr so gut, wenn man nach eingehender Lektüre den Glauben an sie verliert. Und kluge Tipps provozieren dazu, sie erst einmal zu missachten.

Während wir also diättexteschreibend um Mitternacht Nudeln verschlangen, fügte sich Zeile um Zeile ein Werk zusammen, dessen Inhalt uns in unserem täglichen Leben begleitet. Wir wünschen viel Spaß beim Lesen. Und falls Ihnen eine Frage fehlt, falls Ihre Schwiegermutter Sie schon immer mit einem Tipp nervt, an dessen Nutzen Sie zweifeln: Schreiben Sie uns an *medizinmythen@spiegel.de*. Wir recherchieren, was wirklich dahinter steckt.

Nur eins noch vorweg: Was die alten Socken angeht – es braucht etwas Gewöhnung, doch die Idee hinter der Behandlung hat durchaus Charme ...

KAPITEL 1

Trumpf am Stammtisch – viel diskutiert, oft nicht gewusst

Ist es gefährlich, Nieser zu unterdrücken?

Manche veranstalten beim Niesen nicht nur einen Riesenlärm, sie sind auch unermüdlich darin, immer wieder zu warnen: Bloß nicht unterdrücken, der Druck könnte das Trommelfell beschädigen. Was ist dran?

Laut, unkontrollierbar und eine Bazillenschleuder im wahrsten Sinne des Wortes: Niesen hat, spätestens seit die Pest wütete, ein Imageproblem. Wer vor etwa 1500 Jahren ein »Hatschi« von sich gab, für den soll Papst Gregor I. nur ein »Möge Gott dich segnen« übrig gehabt haben. Bis heute wünscht man sich im englischsprachigen Raum nach dem Niesen den Segen Gottes, als Todesbringer gilt Niesen aber glücklicherweise nicht mehr. Statt der Pest werden hierzulande vor allem Erkältungs- oder Grippeviren übertragen.

Etwa 40 000 Partikel fliegen beim Niesen mit mindestens 150 Kilometern pro Stunde aus der Nase. Ausgelöst wird der Reflex beispielsweise durch Staubpartikel, die die Enden des Trigeminus-Nervs in der Nasenschleimhaut reizen. Der Nerv leitet das Signal weiter ins Nieszentrum im Gehirn.

Schon geht es los: Wie ferngesteuert holt man tief Luft, die Stimmlippen werden geschlossen und die Luft wird mithilfe der Atemmuskulatur mit voller Kraft ausgestoßen – »Hatschi!« Das Ergebnis kann nicht nur ziemlich laut werden, sondern auch eklig. Aus hygienischer Sicht gibt es gute Gründe, sich beim Niesen die Nase zuzuhalten. Aber schadet das womöglich der eigenen Gesundheit?

Mit großem Druck gegen Dreck

Beim Niesen mit geschlossenen Nasenlöchern und leicht geöffnetem Mund steigt der Druck in der Nasenhöhle kurzzeitig stark an, berichten Forscher in einem Übersichtsartikel.[1] Die Werte sind dann etwa vergleichbar mit dem Druck, der im Herzen eines Bluthochdruckpatienten herrscht, wenn sich der Herzmuskel maximal zusammenzieht.

In der medizinischen Fachliteratur gibt es Berichte von Menschen, die taub geworden sind, weil sie sich beim Niesen die Nase zugehalten hatten. Weitere Studien handeln von Rissen in der Hauptschlagader, Blutgerinnseln im Gehirn oder Fehlgeburten. Bei anderen Patienten gelangte durch gestoppte Nieser Luft in die Schädelhöhle.

»Sich beim Niesen die Nase zuzuhalten, kann gefährlich sein«, bestätigt Werner Hosemann, Präsident der Deutschen Gesellschaft für Hals-Nasen-Ohrenheilkunde, Kopf- und Halschirurgie. »Häufig sind solche Fälle mit ernsten Verletzungen aber nicht.«

Eine genaue Statistik fehlt. Schlussfolgern lässt sich aus den Fallbeschreibungen lediglich, dass man mit offener Nase sicherer niest – und auch gesünder. Denn der Niesreflex erfüllt eine Funktion: Durch den großen Druck, mit dem die Luft aus der Lunge schießt, werden die Atemwege von Dreckpartikeln befreit, die sich sonst möglicherweise in der Lunge festsetzen.

Ein Lichtstrahl, ein Kribbeln – Hatschi

Mit Erkältung oder Allergie niest man besonders häufig. »Dann ist die Schleimhaut gereizt und reagiert besonders empfindlich«, erklärt Hosemann. »Es gibt aber auch noch eine Reihe anderer Faktoren, die den Reflex auslösen.« Etwa 25 von 100 Menschen müssen niesen, wenn sie ins Licht schauen. »Warum das so ist, darüber weiß man bislang kaum etwas«, sagt Hosemann. »Vermutet wird eine Verbindung zwischen dem Augenreflex und dem Nieszentrum.«

Denkbar ist beispielsweise, dass der Lichtreiz bei den Betroffenen neben dem Sehnerv auch den Trigeminus-Nerv aktiviert. Dieser ist im Gesicht weit verästelt und leitet bei manchen Menschen auch Signale ans Nieszentrum, wenn sie sich beispielsweise die Augenbrauen zupfen.

Besonders kurios: »Offenbar gibt es ein paar Menschen, die niesen müssen, wenn ihre Magenwand gedehnt wird«, erklärt Hosemann. Einen erkennbaren Sinn hat das nicht, außer, dass jeder sofort erkennt, wann man satt ist. Für Gerede sorgte auch eine Studie[2] von 2008. Darin berichten Forscher, dass manche Menschen niesen müssen, wenn sie einen Orgasmus haben.

Egal in welcher Situation, bevor man seine Mitmenschen mit Bazillen beschießt oder eine Verletzung riskiert, kann man auch versuchen, das Niesen im Keim zu ersticken. Der perfekte Trick dafür fehlt allerdings: »In unpassenden Situationen versuche ich das Kribbeln loszuwerden, indem ich die Nase mit den Fingern zusammendrücke«, erzählt Hosemann. Manchmal funktioniere es, manchmal nicht. Andere probieren, den Reflex zu unterdrücken, indem sie ihre Zunge an den Gaumen pressen. Hosemann winkt ab: »Aus wissenschaftlicher Sicht gibt es überhaupt keine verlässliche Methode.«

▶▶ FAZIT: Das Risiko, dass ein unterdrückter Nieser das Ohr schädigt, ist gering. Dennoch sollte man den Druck, wenn möglich, rauslassen. Das reinigt die Atemwege. Zum Schutz anderer immer ein Taschentuch bereithalten und anschließend Händewaschen nicht vergessen.

Fördert Schnaps die Verdauung?

Beim Griechen gibt es nach dem Gyros immer einen Ouzo aufs Haus, bei Oma nach den Rouladen einen Willi. Doch hilft der Schnaps wirklich, das fettige Essen zu verdauen? Für Mediziner ist die Antwort klar.

Das Gyros war lecker, keine Frage. Doch der Bauch rächt sich prompt. Zäh scheinen sich die Fleischbrocken ihren Weg durch den Verdauungstrakt zu kämpfen und zu einem großen, fettigen Ganzen zu verklumpen, weit davon entfernt, Platz für Neues zu machen. Was tun?

Der Ouzo steht bereits auf dem Tisch, mit seinem Anisgeschmack wirkt er ein wenig wie Medizin. Er soll es richten. Tatsächlich aber ist jede gefühlt positive Wirkung nach dem Trinken eines Verdauungsschnapses wohl ein reiner Placebo-Effekt. Studien sprechen sogar dafür, dass der Schnaps die Verdauung ausbremsen kann.

Käsefondue schlemmen für die Wissenschaft

Im Jahr 2010 ließen Wissenschaftler für eine kleine Untersuchung[3] 20 gesunde Erwachsene ein deftiges Käsefondue verspeisen, mit 32 Prozent Fett forderte der Käse die Verdauung ordentlich heraus. Ein Teil der Teilnehmer durfte zum Essen schwarzen Tee trinken, ein Teil trank knapp eine halbe Flasche Wein (300 Milliliter). Außerdem bekamen manche der Teilnehmer nach dem Essen einen Schnaps, andere erhielten Wasser.

Das Ergebnis: Je mehr Alkohol die Versuchsteilnehmer tranken, desto stärker hatte ihre Verdauung zu kämpfen. Schon der Wein sorgte dafür, dass sich der Magen langsamer entleerte. Als die Versuchspersonen anschließend auch noch einen Schnaps tranken, bremste das die Verdauung zusätzlich.

»Der Magen ist im Prinzip ein großer Muskel, der kontinuierlich pumpt und das Essen in Richtung Darm entleert«, sagt Christian Prinz, Direktor der Helios Klinik für Gastroenterologie in Wuppertal. Der Alkohol blockiere wahrscheinlich Nerven, die den Magen zum Pumpen anregen. »Ich bin ein wahrer Feind von Schnaps nach dem Essen«, sagt Prinz. »Generell sehe ich bei Hochprozentigem keinen positiven Ansatz für die Gesundheit.«

Aperitif kann helfen – aber nur der richtige

Alkoholische Getränke grundsätzlich verteufeln, will der Magenspezialist dennoch nicht. Wichtig sei allerdings, das richtige Getränk in moderaten Mengen und zur richtigen Zeit auszuwählen. »Ein Sherry vor dem Essen ist die beste Empfehlung«, sagt Prinz. Alternativ seien auch ein Portwein, ein Pils oder manche Prosecco-Sorten als Aperitif eine gute Wahl bei Problemen mit der Verdauung.

Die in den Getränken enthaltenen Bitterstoffe regen spezielle Zellen in der Magenschleimhaut dazu an, Säure freizusetzen. Diese kann anschließend die Vorverdauung der Speisen vereinfachen. Mit dem Alkohol hat der Effekt nichts zu tun. Ein Espresso habe, was die Bitterstoffe betrifft, im Prinzip dieselbe Wirkung, sagt Prinz. »Durch seinen Geschmack betäubt er aber möglicherweise die Sensibilität fürs Essen.«

Wer sich für einen Aperitif entscheidet, sollte diesen, laut dem Experten, am besten – wie in Frankreich üblich – eine halbe Stunde vor dem Essen einnehmen. »Dann verfliegt der Geschmack bis zum Essen wieder, und man kann das Gericht uneingeschränkt genießen«, erklärt Prinz.

Ein Spaziergang ist für
die Verdauung das beste Mittel

Auch beim Essen kann ein Glas Wein durchaus sinnvoll sein – allerdings nur, um dem Gericht besondere Geschmäcker zu entlocken. Aus medizinischer Sicht sieht Prinz zu diesem Zeitpunkt keinen Vorteil mehr für die Verdauung. Von hefehaltigen Biergetränken, wie sie in Bayern gerne zum Schweinebraten gereicht werden, rät er sogar ab. »Die Hefe sorgt für eine Luftansammlung im Magen und bläht diesen zusätzlich auf. Dadurch kommt es zu einem zusätzlichen Spannungsgefühl«, sagt er.

Außerdem sollte jeder die Grenzen seines Körpers kennen. Eine gesunde Leber verträgt – solange es nur gelegentlich ist – laut Prinz bei Frauen bis zu 30 Gramm Alkohol, bei Männern höchstens 50 Gramm am Tag. Zum Vergleich: Ein kleines Bier (330 Milliliter) enthält 13 Gramm Alkohol, ein Wein (200 Milliliter) 17 Gramm, ein Sherry (100 Milliliter) 13 Gramm und ein Whisky (20 Milliliter) 8 Gramm. »Eine Flasche Wein ist definitiv zu viel«, sagt Prinz.

Wer Magen, Darm und dem Wohlbefinden nach dem Essen wirklich etwas Gutes tun möchte, sollte sich einfach von der Couch aufraffen. Eine weitere Untersuchung[4] zur Wirkung des Verdauungsschnapses kam zum Ergebnis, dass ein gemütlicher Spaziergang nach dem Essen das beste Mittel ist, um den Magen möglichst schnell zu entleeren. »Die Bewegung der Bauchdecke hat wahrscheinlich einen direkten Einfluss auf die Schrittmacherzellen im Magen«, sagt Prinz. Und diese wiederum geben den Takt vor, mit dem sich das Gyros Richtung Darm verflüchtigt.

▶▶ FAZIT: Finger weg vom Verdauungsschnaps, er schadet eher, als dass er nützt. Wer das Völlegefühl bekämpfen möchte, sollte sich stattdessen von der Couch aufraffen und spazieren gehen. Auch ein Sherry vor dem Essen kann helfen – allerdings nicht durch seinen Alkohol, sondern aufgrund besonderer Bitterstoffe.

Placebo und Nocebo – Wirkung ohne Wirkstoff

Sie sind aus klinischen Studien nicht wegzudenken: Zuckerpillen, die keinen Wirkstoff enthalten. Eingesetzt werden sie in Untersuchungen, in denen Patienten nicht wissen sollen, ob sie das getestete Medikament bekommen oder eben nicht. Nötig ist das wegen des Placebo-Effekts: Eine eigentlich wirkungslose Zuckerpille kann dazu beitragen, dass es einem besser geht. Der Effekt reicht sogar so weit, dass selbst Menschen, die wissen, dass sie nur eine Zuckerpille bekommen, sich anschließend besser fühlen. Tatsächlich sind Placebos demnach nicht komplett wirkungs-, sondern nur wirkstofflos. Neue Medikamente, die einen Wirkstoff enthalten, sollten mehr bewirken als Placebos und müssen deshalb im Vergleich zu den Scheinmedikamenten getestet werden.

Schädlicher Schein

Das Pendant zum Placebo-Effekt, der begrenzt Positives bewirken kann, ist der Nocebo-Effekt. Er führt dazu, dass es einem schlecht geht, obwohl man nichts Schädliches zu sich genommen hat. So erhöht etwa allein das Wissen über Nebenwirkungen eines Medikaments die Wahrscheinlichkeit, dass man diese tatsächlich bekommt. Als extremstes Beispiel gilt die Geschichte von Derek Adams, der bei einem Selbstmordversuch versehentlich Zuckerpillen schluckte, danach aber trotzdem kollabierte. Auch getestet wurde das Phänomen in Experimenten zum Schmerzempfinden. Wurden Patienten heiße Platten auf die Füße gelegt und ihnen gesagt, dass ihr Schmerzmittel nun nachlasse, bewerteten sie die Hitze sofort als schmerzhafter – auch, wenn das Schmerzmittel weiterhin wirkte.

Warum spucken Fußballer?

Der Einwechselspieler ist kaum auf dem Feld, da befeuchtet er schon den Rasen. Spucken gehört zum Fußballspielen wie das Jubeln nach einem Tor. Muss das sein?

Spucke zählt wie alle Körperflüssigkeiten zu den Dingen, die man am besten für sich behält oder unauffällig entsorgt. Mit Schwung und im Idealfall unbemerkt ins Waschbecken oder in die Hecke neben der Straße damit, so will es die Gesellschaft. Sonst droht den Mitmenschen Ekel, dieses Übelkeit erregende Gefühl des Widerwillens, wenn sich zwischen den Lippen des Gesprächspartners immer wieder feine Speichelfäden spannen.

Es gibt gute Gründe, der Abscheu gegen fremden Speichel zu folgen. Grippeviren, Erkältungsviren, Noroviren – sie alle können in der Spucke überleben. Trotzdem widersetzen sich Fußballer Woche für Woche den gesellschaftlichen Konventionen. Spucken gehört zum Fußballspielen wie das Jubeln nach dem Tor oder der Klaps auf den Mitspieler-Po. Woher kommt diese tief verankerte Liebe?

Wer sich im Internet auf die Suche nach einem Grund begibt, stößt zunächst auf viele Anekdoten. Die Initiative »Keep Britain Tidy« (Haltet Großbritannien sauber) etwa sammelte bereits Stimmen von Fußballfans, um das Spucken aufgrund seiner schlechten Vorbildfunktion zu untersagen. Geleitet wurde die Aktion vor allem von der Befürchtung, dass Spucke eines Tages die Gehwege fluten könnte.

Ein weiteres Topthema in Sachen Fußball und Spucke ist bis heute der Aufreger um Rudi Völler im Jahr 1990. Bei einem WM-Spiel spuckte der Niederländer Frank Rijkaard Völler in den lockigen, wollenen Vokuhila. Gleich zweimal. Ein Skandal, dessen Bilder sich Vielen ins Gedächtnis gebrannt haben, der die Spuckliebe der Fußballer aber genauso wenig erklären kann wie die anderen Anekdoten.

Keine Pipipause, wenig Speichel

Besser ist es, sich dem Thema medizinisch zu nähern. Studien zu spuckenden Fußballern existieren keine, doch dem Phänomen lässt sich laut Thomas Deitmer, Direktor der HNO-Klinik Dortmund, mit einem Gedankenmodell auf den Grund gehen. Hetzen die Fußballer übers Spielfeld, stellt sich ihr Nervensystem von Entspannung auf Angriff oder Flucht um. Ihr Körper mobilisiert alle Energiereserven, der Blutdruck steigt, die Verdauung stockt. Pipipause? Später!

Als der Mensch noch jagte und vor Säbelzahntigern flüchtete, ermöglichte das kurzzeitige Mobilisieren aller Kräfte das Überleben. Heute fordert der Durchschnittsdeutsche den Angriff-oder-Flucht-Teil des Nervensystems, den Sympathikus, meist bei aufregenden Prüfungssituationen, an einem stressigen Tag zwischen Kindern und Arbeit oder eben beim Sport. Dabei verändert sich auch die Speichelproduktion.

»Wenn sich viel Adrenalin im Blut befindet und man leistungsbereit ist, wird die Speichelproduktion gehemmt«, sagt Deitmer. »Das ist auch der Hintergrund des Spruchs ›Da bleibt einem die Spucke weg‹.« Viele kennen den trockenen Mund aus Vorstellungsgesprächen oder von Vorträgen, typischen Situationen, in denen ein Glas Wasser gereicht wird.

Schleimige Masse statt geschmeidigem Speichel

Was den Fußballer betrifft, liefert der fehlende Speichel allein noch keine Erklärung für das ständige Spucken – im Gegenteil. Er unterstreicht sogar das Bild des Rüpels, der zum Spucken alle Speichelreste in seinem Mund zusammenklaubt. Wäre da nicht ein weiterer Faktor, der sich auf die Konsistenz der Spucke auswirkt. »Wenn die Fußballer über das Feld stratzen, kommen sie mit der Nasenatmung nicht mehr hin«, sagt Deitmer. »Dann müssen sie auf Mundatmung umschalten.«

Die Luft beginnt, durch den Mund zu zirkulieren; auf ihrem Weg trocknet sie die Schleimhäute zusätzlich aus. Als Folge beginnt der restliche Speichel im Mund, sich mehr und mehr zu Schleim zu transformieren. »Der Speichel wird zähflüssiger, trockener, er klebt eher an Zunge und Gaumen«, sagt Deitmer. »Wenn sich das in Mengen in Mund und Rachen ansammelt, ist es verständlich, dass man es loswerden will.«

Damit haben die Fußballer zumindest ein medizinisches Argument, mit dem sie ihr Spucken verteidigen können. In Gänze lässt sich das Phänomen dadurch jedoch noch nicht nachvollziehen. Warum etwa befeuchten Einwechselspieler oft schon den Rasen, bevor sie den ersten Ball berührt haben? Und warum spucken die Frauen so viel seltener? Erklären lässt sich das nur über das, was sich bei Wettkämpfen im Kopf der Fußballer abspielt.

Revier markieren und negative Gedanken stoppen

»Auch wenn sie es sich wahrscheinlich nicht immer bewusst sind, die Fußballer spucken nicht einfach nur so«, sagt der Sportpsychologe Jürgen Walter. »Zum einen hilft es den Spielern dabei, ein bisschen ihr Revier zu markieren – ähnlich wie es auch Tiere tun.« Die Körpersprache spielt beim Fußball eine wichtige Rolle, wer weicht zuerst aus, wer hält stand?

Der zweite Aspekt jedoch, den Walter mit dem Spucken verbindet, ist der noch deutlich wichtigere: »Wer das Spucken beobachtet, merkt schnell, dass die Fußballer nicht aus Freude spucken, sondern eher, wenn ihnen etwas misslungen ist«, sagt Walter. »Es dient ein Stück weit dem Frustabbau. Und alles, was hilft, negative Gedanken zu stoppen, ist gut.«

Der Akt des Spuckens ist wahrscheinlich nur ein kleiner Aspekt in einem großen Ganzen, das die mentale Stärke ausmacht. Hilft er jedoch den Spielern, die Konzentration auf die nächste Aktion zu stärken, mit dem Druck im Spiel umzugehen, bringt er sie weiter. »80 bis 90 Prozent der Sportler kommen zu mir, weil sie im Wettkampf nicht abrufen können, was im Training klappt«, sagt Walter.

Das denkwürdige 4 : 4

Wie entscheidend die mentale Stärke im Fußball sein kann, zeigt das legendäre WM-Qualifikationsspiel zwischen Deutschland und Schweden von 2012. Mesut Özil erhöhte in der 56. Minute die Führung der Deutschen auf 4 : 0, vor dem Fernseher zuckte die Hand schon Richtung Fernbedienung. Was wird da schon noch passieren? Sechs Minuten nach Özils Tor erzielte Schweden den Anschlusstreffer, zwei Minuten später fiel das zweite schwedische Tor. Das Spiel endete 4 : 4.

»Die Spieler haben nur noch daran gedacht, dass jetzt kein Tor mehr fallen darf«, sagt Walter. Sie haben vergessen, zu spielen. Sie haben es nicht mehr geschafft, die negativen Gedanken zu stoppen. Wer weiß, vielleicht hätten sie lieber noch ein bisschen mehr spucken sollen.

➡➡ FAZIT: Eine medizinische Ausrede haben Fußballer: Stratzen sie übers Feld, transformiert sich ihr Speichel zu unangenehmen Schleim. Das viele Spucken lässt sich aber eher als Form der Frustbewältigung erklären. Wer's mag!

Kann man Krankheiten verschleppen?

Muss der Schnupfen einen wirklich ans Bett fesseln? Mediziner haben dazu einen eindeutigen Rat – auch wenn die wahren Probleme mit verschleppten Krankheiten ganz andere sind.

Die Arbeit ruft nicht nur, sie schreit förmlich. So müssen es viele empfinden, denn nur das kann das Phänomen erklären: Mehr als jeder zweite Deutsche geht krank zur Arbeit. Zu diesem Schluss kam eine Umfrage der Bundesanstalt für Arbeitsschutz und Arbeitsmedizin mit 20 000 Teilnehmern. An durchschnittlich 11,5 Tagen erschienen die Befragten innerhalb eines Jahres trotz Beschwerden beim Job. Präsentismus heißt es, wenn Kranke arbeitswütig bleiben.

Die Folgen sind beachtlich, auch für die Volkswirtschaft. Angesteckte Kollegen, ein schlechteres Arbeitsergebnis – jeder Tag, an dem sich ein Arbeitnehmer krank zum Job schleppt, kostet das Unternehmen fast doppelt so viel, als wäre er zu Hause geblieben. Doch das ist nicht das einzige Problem. Tatsächlich kann die Gesundheit leiden, wenn die Warnsignale des Körpers ignoriert werden.

»Im Volksmund geht es, wenn man von verschleppten Krankheiten spricht, in der Regel um Infektionen«, sagt Martin Fleck, Oberarzt der Inneren Medizin am Uniklinikum Regensburg. Über die Jahrhunderte hat der menschliche Körper Abwehrmechanismen gegen eine Vielzahl von Krankheitserregern entwickelt. Allein bei Erkältungsviren unterscheiden Wissenschaftler heute mehr als 100 verschiedene Typen, ein sonst gesunder Körper kann es mit allen aufnehmen. Die einzige Unterstützung, die er dafür braucht, ist Ruhe. Und diese fordert er auch ein.

Den Immunzellen die Energieressourcen rauben

»Die Zellen des Immunsystems benötigen bei Infektionen viel Energie, um die Krankheitserreger bekämpfen zu können«, sagt Fleck. »Der Körper muss seine Ressourcen umverteilen, für Muskeln und den Rest bleibt weniger übrig.« Die Folgen kennt jeder. Japsen nach nur zehn Treppenstufen und der entnervte Gedanke: Hoffentlich ist das bald wieder vorbei. Wer jedoch so tut, als wäre nichts, untergräbt die Abwehr seines Körpers. Dazu zählt auch, als sonst gesunder Mensch Fieber zu senken. »Denn eigentlich hilft die höhere Temperatur, schneller mit Infektionen fertig zu werden«, sagt Fleck.

Als Konsequenz drohen Superinfektionen, bei denen das Virus noch einmal im Körper aufflammt oder sich ein Bakterium dazugesellt. Aus einem einfachen Schnupfen wird eine Lungenentzündung, aus einer nicht auskurierten Grippe eine Entzündung des Herzmuskels. Etwa acht Prozent der Erkältungen entwickeln sich zu Superinfektionen mit bakterieller Beteiligung, haben Forscher aus Wien ermittelt.[5] Wie häufig tatsächlich verschleppte Infektionen dahinterstecken und wie häufig Superinfektionen trotz strikter Bettruhe entstehen, ist allerdings unklar.

Um eine wissenschaftliche Antwort auf diese Fragen zu finden, bräuchte es eine große Studie mit Grippekranken oder Erkälteten. Die eine Hälfte dürfte das Bett hüten. Die andere müsste die Erschöpfung ignorieren, Sport treiben, zur Arbeit gehen und ihre Gesundheit gefährden. »So etwas würde keine Ethikkommission bewilligen«, sagt Fleck. »Das ist wie mit Fallschirmspringern: Es gibt zwei Gruppen, die eine darf den Fallschirm aufmachen, die andere nicht, um zu sehen, wie wichtig der Fallschirm ist.«

Lebensgefährlich verschleppt: Schlaganfall und Darmkrebs

Verschleppte Krankheiten sind jedoch noch viel mehr, als ein nicht auskurierter Schnupfen. Infektionen bilden, wenn überhaupt, nur die Spitze des Eisbergs. »Andere Krankheiten, bei denen die Menschen die Warnsignale ihres Körpers ignorieren, stellen in der Klinik noch ein viel größeres Problem dar«, sagt Fleck.

Ein typisches Beispiel, mit dessen Folgen Patienten und Mediziner immer wieder kämpfen, ist ignoriertes Blut im Stuhl. Ein Warnzeichen, das grundsätzlich von einem Arzt abgeklärt werden sollte, denn möglicherweise steckt eine Vorstufe von Darmkrebs dahinter. »Oft wächst der Polyp erst jahrelang, bevor er bösartig wird«, sagt Fleck. »Bei einer Darmspiegelung kann er dann entdeckt und abgeknipst werden.«

Ein weiteres Beispiel sind die Vorboten des Schlaganfalls: Bei etwa 10 bis 20 Prozent der Betroffenen kündigt sich ein folgenschwerer Schlaganfall in den Tagen oder Wochen zuvor durch eine kurzzeitige Durchblutungsstörung des Gehirns an, eine Transitorische Ischämische Attacke, kurz TIA. Für wenige Minuten bis hin zu einer Stunde kann sich die Sehkraft verschlechtern, die Sprache bleibt weg, Arme und Beine sind schwach. Die Symptome verschwinden dann wieder. Damit sie nicht stärker zurückkehren, braucht es anschließend jedoch eine Behandlung.

Selbst vorübergehende Beschwerden abklären

Die Liste ließe sich noch weiter fortsetzen: Ist das dicke, warme Gelenk wirklich harmlos? Oder doch eine rheumatoide Arthritis, bei der über die Zeit die Gelenke irreparablen Schaden nehmen? Schmerzt die Brust einfach nur ein bisschen beim Treppensteigen? Oder handelt es sich doch schon um eine fortgeschrittene koronare Herzerkrankung?

»Man sollte immer auf den Körper hören und auch Beschwerden, die nur für eine kurze Zeit auftreten, zumindest vom Hausarzt abklären lassen«, sagt Fleck. Argumente wie »Ich bin doch noch jung« gelten in diesem Zusammenhang nicht. Etwa 15 Prozent der Schlaganfallpatienten sind noch keine 45 Jahre alt. »Auch beim Darmkrebs gibt es keine Altersgrenze«, sagt Fleck. »Ich hatte erst kürzlich einen Patienten, der mit Mitte 30 erkrankt ist.«

Selbst wenn sie schon in Behandlung sind, können Patienten mithelfen, Krankheiten nicht zu verschleppen. Antibiotika sollten nach spätestens drei Tagen wirken. »Werden die Beschwerden dann nicht besser oder sogar schlimmer, trifft das Medikament den Erreger wahrscheinlich nicht«, sagt Mathias Pletz, Leiter der Infektiologie am Uniklinikum Jena. Viren beispielsweise reagieren nicht auf Antibiotika, trotzdem werden diese häufig bei Virusinfektionen verschrieben. Es kann auch sein, dass Bakterien resistent gegen Antibiotika sind. Statt abzuwarten, sollten Patienten direkt ihren Arzt kontaktieren. Nur so kann er wirklich helfen.

▶▶ **FAZIT: Krank ist krank ist krank ist krank. Diesen Satz sollten alle mantramäßig aufsagen, die angeschlagen zur Arbeit gehen wollen, denn sie gefährden damit ihre Gesundheit. Noch viel verheerender allerdings ist, Warnsignale des**

Körpers zu ignorieren, die auf eine schwere Krankheit hinweisen können.

Pferdehaare gegen Infektion

Im 15. Jahrhundert ging man davon aus, dass Krankheiten – vor allem Infektionen durch Viren und Bakterien, die man damals noch nicht kannte – durch schädliche, faulige Stoffe im Körper verursacht werden. Um die Schadstoffe abfließen zu lassen, wurden Löcher in die Haut gestanzt und mit Pferdehaar durchzogen. Auf diese Weise sollten die Wunden offen gehalten werden. Solange Sekret floss, war die Krankheit nicht geheilt. Manche ließen sich auch mit einem heißen Eisen Wunden als Krankheitsabfluss in die Haut brennen. »Der Glaube war so tief verankert, dass Ärzte, die versuchten, diese künstlichen Geschwüre zum Abheilen zu bringen, manchmal übel beschimpft und als Pfuscher verunglimpft wurden«, erklärt Michael Stolberg vom Institut für Geschichte der Medizin der Universität Würzburg.

Verstärkt ein Strohhalm die Wirkung von Alkohol?

Die Strohhalmfrage gehört zu den Klassikern in geselliger Runde. Berichte von Selbsttests bringen nicht nur unterschiedliche Ergebnisse, sondern auch vielfältige Erklärungen. Was wissen Wissenschaftler über die Wirkung?

Essen und Trinken hat – wenn es gut läuft – immer auch mit Genuss zu tun. Schon im Kindesalter sind bunte Strohhalme ein anerkanntes Mittel, um die Geburtstagsparty aufzupeppen und zum Experiment anzuregen. Im Erwachsenenalter begegnen uns die Trinkhilfen vor allem in Cocktailbars, wo kindisches Geblödel allerdings mit empörten Blicken bestraft wird. Dass die Abende meist dennoch feuchtfröhlich enden, liegt auch an den Strohhalmen. Denn durch sie wird man besonders schnell betrunken, so zumindest die Theorie.

Die bekannteste Erklärung des Phänomens besagt, dass der Alkohol, vergnügt durch den Halm gesaugt, länger mit der Mundschleimhaut in Kontakt kommt. Das habe einen entscheidenden Vorteil: Der Alkohol kann über die Schleimhaut im Mund direkt ins Blut gelangen. Im Magen spalten Enzyme sonst einen Teil des Stoffs. Die Portion, die dann weiter bis in den Dünndarm wandert, muss außerdem zur Giftkontrolle durch die Leber.

Nur was hier nicht aussortiert wird, gelangt über den Blutkreislauf in den gesamten Körper und ins Gehirn, wo der Rausch entsteht.

Flaches Glas, große Wirkung

»Wissenschaftliche Studien zur Frage, ob durch den Strohhalm trinken schneller betrunken macht, gibt es nicht«, sagt Michael Musalek, Ärztlicher Direktor des Anton Proksch Instituts in Wien, einer der größten Suchtkliniken Europas. Doch die Anatomie spricht gegen die gängige Strohhalmtheorie. Über die Mundschleimhaut könne der Körper nur geringe Mengen Alkohol aufnehmen, so Musalek.

Das zeigen die Größenverhältnisse: Die Schleimhaut im Mund ist nur 0,02 Quadratmeter groß. Die Dünndarmschleimhaut, über die der Alkohol nach dem Schlucken in den Kreislauf befördert wird, ist mit bis zu 200 Quadratmetern 10 000-mal größer – fast so groß wie ein halbes Basketballfeld. »Der Effekt, den man über die Aufnahme durch die Mundschleimhaut erzielt, ist deshalb zu vernachlässigen«, sagt Musalek.

Doch es gibt einen anderen Wirkmechanismus, der den Strohhalm als Blaumacher entlarvt – zumindest indirekt. »Beim Trinken spielt die Ästhetik eine wichtige Rolle«, erklärt Musalek. Eine Maß zu trinken, könne beispielsweise ganz schön schwierig sein, da das Glas schwer, groß und unhandlich ist. »Da muss man aufpassen, dass nicht die Hälfte am Mund vorbeiläuft.« Dementsprechend trinke man langsamer. Dass die Glasform die Trinkgeschwindigkeit beeinflusst, zeigt auch eine Studie[6] aus dem Jahr 2012.

Britische Forscher ließen knapp 160 Testpersonen in jeweils zwei Experimenten Bier aus Weizengläsern oder Bierkrügen trinken. Die Weizenglastrinker leerten ihr Bier 60 Prozent schneller als die mit einem Bierkrug. Die Forscher erklären sich das Phänomen so, dass die Trinker bei einem Weizenglas schlechter einschätzen konnten, wann es halb leer ist. Die Testpersonen hätten erst später das Gefühl gehabt, die Hälfte geschafft zu haben. Dementsprechend hätten sie das Glas häufiger angesetzt.

Betrunken von Wasser

Auch beim Trinken mit dem Strohhalm ist die Geschwindigkeit das Entscheidende. »Das Saugen macht das Trinken leicht und erzeugt ein angenehmes Gefühl im Mund«, sagt Musalek. Deshalb nehme man häufig gleich mehrere Schlucke hintereinander. »Man trinkt ebenfalls rascher und wird dadurch schneller betrunken.« Zusätzlich gefördert wird das Trinktempo durch den hohen Zuckergehalt der Cocktails, die typischerweise mit Strohhalm serviert werden. Der Zucker übertüncht den Geschmack des hochprozentigen Alkohols und verleitet zum Weitertrinken.

Übrigens: Die Psychologie hat einen gehörigen Anteil an der Rauschwirkung von Alkohol. Wer überzeugt ist, Alkohol zu trinken, fühlt sich auch eher betrunken. In einem Experiment[7] aus dem Jahr 2003 etwa versorgten Wissenschaftler knapp 150 Studenten mit Freigetränken. Der einen Hälfte der Gruppe wurde gesagt, dass sie Wodka Tonic trinkt, der anderen, dass sie Tonic ohne Alkohol im Glas hat – in Wahrheit bekam keine Gruppe Alkohol. Dennoch verhielten sich die vermeintlich Alkohol trinkenden Studenten angeheitert: Die Jungs begannen mit einer der Wissenschaftlerinnen zu flirten, die Mädels giggelten vor sich hin. Sogar in einem Erinnerungstest schnitt die vermeintliche Alkoholgruppe deutlich schlechter ab.

»Ab welcher Menge genau Alkohol schädlich ist, kann man nicht pauschal sagen«, erklärt Musalek. Verzögern lässt sich der Rausch, indem man ausreichend isst. Dann bleibt dem Körper mehr Zeit, den Alkohol schon im Verdauungstrakt auseinanderzunehmen. Schneller nimmt der Darm Alkohol dagegen auf, wenn Kohlensäure in einem Getränk enthalten ist. »Grundsätzlich gilt, dass jeder Rausch Schäden anrichten kann«, sagt Musalek. Der Experte empfiehlt daher, alkoholische Getränke bewusst zu genießen. »Dann spürt man die narkotisierende Wirkung rechtzeitig«, sagt er. »Man wird müde und verzichtet automatisch auf das zweite Glas.«

▶▶ FAZIT: Trinken durch einen Strohhalm macht allein nicht schneller betrunken. Allerdings erhöht es in der Regel die

Trinkgeschwindigkeit und berauscht dementsprechend rasanter. Also lieber ein paar Pausen einlegen und den Cocktailabend dafür umso länger genießen.

Wie viel ist zu viel?

Fünf Fragen an den Suchtexperten Michael Musalek, Ärztlicher Direktor des Anton Proksch Instituts in Wien, einer der größten Suchtkliniken Europas.

Es heißt immer, Alkohol töte Gehirnzellen. Wie viel muss man trinken, um das zu bemerken?

Letztlich gehen bei jedem Rausch Nervenzellen kaputt. Offenbar sind aber so viele davon überschüssig, dass ihr Verschwinden erst mal nicht auffällt. Wichtig in diesem Zusammenhang ist die Blut-Hirn-Schranke, die das Gehirn teilweise vom Alkohol abschirmen kann – aber nur, solange sie intakt ist.

Und wann ist das nicht mehr der Fall?

Die Funktion der Blut-Hirn-Schranke verändert sich durch den Alkohol. Zunächst wird sie enger und lässt geringere Mengen des Nervengifts ins Gehirn. Der Betroffene kann dann mehr trinken, ohne sich betrunken zu fühlen. Das Gefährliche dabei: Die Leber leidet trotzdem. Später bricht die Blut-Hirn-Schranke dann völlig zusammen, sodass sich messbare Schäden im Gehirn bemerkbar machen, etwa Erinnerungsverlust. Leider lässt sich nicht vorhersagen, nach wie viel Alkohol das geschieht.

Wann wird die Leber geschädigt?

Das ist bei jedem Menschen anders. Als Faustregel für Frauen gilt aber: Wer täglich mindestens einen halben bis einen Liter Bier oder 0,2 bis 0,4 Liter Wein trinkt, läuft Gefahr, die Leber zu überfordern und provoziert eine Leberzirrhose. Die Leber von Männern kommt in der Regel ungefähr mit 1,5 Litern Bier oder 0,6 Litern Wein pro Tag klar, bevor das Erkrankungsrisiko merklich steigt. Bei einer Leberzirrhose werden die Zellen des Entgiftungsorgans unwiderruflich durch Narbengewebe ersetzt, bis das wichtige Organ nicht mehr funktioniert.

Warum trinken Menschen überhaupt Alkohol?

Entscheidend ist, dass der Stoff einfach verfügbar ist und das Trinken toleriert wird. Zu Zeiten meiner Großmutter etwa wären Frauen unter der Woche nie auf die Idee gekommen, einen Tropfen anzurühren. Heute ist Trinken am Abend unter der Woche bei beiden Geschlechtern anerkannt. Das macht sich auch in den Suchtzahlen bemerkbar; die Frauen holen auf.

Wann wird das Trinken zur Sucht?

Problematisch wird es, wenn es keine alkoholfreien Tage mehr gibt. Oft dient der Stoff dann auch nicht mehr als Genussmittel, sondern als Medikament, etwa um die Familie ertragen oder den Alltag bewältigen zu können. Wenn ich morgens erst mal einen Schluck Alkohol brauche, um in die Gänge zu kommen, läuft sicher etwas falsch.

Schadet es, mit den Fingern zu knacken?

Die einen entspannt das Fingerknacken, die anderen zucken allein beim Geräusch zusammen und warnen: Das kann nicht gesund sein! Oder doch?

Erst kam die Mutter, dann kamen die Tanten, und dann setzte auch noch die Schwiegermutter mit ein: »Knack bloß nicht mit den Gelenken«, mahnten sie Donald Unger im Chor. »Sonst bekommst du Arthritis.« Doch Unger, ein Pionier der Knackstudien, erwies sich als beratungsresistent. Auch wenn die Damen »renommierte Autoritäten« waren, wie er in einem Brief an die Fachzeitschrift *Arthritis & Rheumatism* schreibt[8] – so recht glauben wollte er ihnen nicht.

Und so startete er einen Selbstversuch, der an Geduld kaum zu überbieten ist: 50 Jahre lang knackte Unger jeden Tag mindestens zweimal mit seiner linken Hand. Seine rechte Hand ließ er ruhen, von einigen, in Gedanken versunkenen Ausrutschern abgesehen.

Die Knacker summierten sich von Tag zu Tag, von Jahr zu Jahr, bis das halbe Jahrhundert vergangen war. Zusammengerechnet überdehnte Unger, der selbst Allergologe ist, mindestens 36 500-mal die Knöchel seiner linken Hand – doch es tat sich nichts. Auch nach der langen Zeit des Knackens blieb seine linke Hand gesund, genauso wie die rechte. Kein außergewöhnlicher Verschleiß (Arthrose), keine Entzündung (Arthritis).

Fingerknacker trinken häufiger Alkohol

»Diese Ergebnisse stellen doch stark infrage, ob nicht auch andere elterliche Ratschläge, zum Beispiel zum Spinatessen, falsch sind«, schreibt Unger 1998 mit einem Augenzwinkern. Seine Hartnäckigkeit brachte ihm nicht nur gute Argumente für Familienstreitigkeiten, sondern im Jahr 2009 auch den Ig-Nobelpreis, die höchste Auszeichnung für abwegige Forschungsarbeiten. Neben seiner Selbststudie wurde unter anderem ein BH gewürdigt, der sich im Notfall fix in zwei Atemschutzmasken umbauen lässt und Leben retten kann.

Mittlerweile bestätigt eine Reihe weiterer Untersuchungen Ungers Beobachtungen. In einer Studie[9] mit 300 Teilnehmern kamen Forscher etwa zu dem Ergebnis, dass Händeknacker lediglich häufiger geschwollene Hände haben als Nichtknacker und ihr Griff nicht so stark ist. Bei der Entwicklung von Arthrose fanden sie jedoch keine Unterschiede, ein solcher Zusammenhang sei ein Ammenmärchen, schreiben die Wissenschaftler. Sonst merken sie nur an, dass Knacker häufiger körperlich arbeiten, an ihren Nägeln kauen, rauchen und Alkohol trinken. Wie das zu interpretieren ist, bleibt bisher ein Rätsel.

»In der Regel dürfte das Knacken keine negativen Folgen haben«, sagt auch Fritz Uwe Niethard, Generalsekretär der Deutschen Gesellschaft für Orthopädie und Orthopädische Chirurgie (DGOOC). Selbst wenn es ganz ohne Ziehen und Drücken knacke, müsse man sich keine Gedanken machen. »Bei manchen Menschen sind die Gelenke genetisch bedingt lockerer als bei anderen«, sagt Niethard. »Dann knacken sie auch einfacher.« Je nach untersuchter Gruppe gehören zwischen 25 und 54 Prozent der Menschen zu den Fingerknackern aus Gewohnheit.

Knacken entspannt

Was genau beim Knacken vor sich geht, ist noch immer umstritten. Klar ist, dass sich vor jedem Knack – egal ob im Knie, im Rücken oder im Finger – die beiden Gelenkflächen voneinander lösen. Dabei kann sich der flüssigkeitsgefüllte Spalt zwischen ihnen um das bis zu Dreifache vergrößern, und es entsteht ein Unterdruck. Doch was passiert dann? Eine Theorie, die Niethard befürwortet, geht davon aus, dass durch den Druck die Kapsel um das Gelenk einschnappt und knackt. »Das ist mittlerweile gut belegt«, sagt der Spezialist.

Daneben existiert ein weiteres, viel zitiertes Erklärmodell aus den Siebzigerjahren: Demnach saugt der Unterdruck Gase wie Kohlendioxid und Sauerstoff aus der Membran um die Gelenkhöhle in den mit Flüssigkeit gefüllten Hohlraum. Diese Gase vereinen sich dort zu großen Blasen, die zu kleineren zerplatzen. Niethard bezweifelt allerdings, dass dabei ein so lautes Geräusch entstehen kann.

Nur wer beim Knacken Schmerzen spürt, sollte die Körpergeräusche von einem Arzt abklären lassen. Dann kann es zum Beispiel sein, dass die Muskulatur nicht ausreichend stabilisiert ist. Der Rest kann das Knacken wohldosiert weiterhin genießen. »Das Überdehnen des Gelenks kann dafür sorgen, dass die umliegende Muskulatur vorübergehend entspannt«, sagt Niethard. Wer seinem Gelenk darüber hinaus Gutes tun möchte, sollte regelmäßig Sport treiben. »Gelenke sind für Bewegung gedacht«, so der Orthopäde. »Dann gilt der alte Leitsatz: Gebrauch erhält, Anstrengung fördert, Überanstrengung schadet.«

▶▶ **FAZIT:** Die Wissenschaft unterstützt, was viele Fingerknacker ihren Müttern seit Jahrzehnten versichern: Das Fingerknacken entspannt die Muskulatur, ganz ohne dass die Finger verschleißen. Nur was genau passiert, ist selbst heute nicht bis ins letzte Detail geklärt.

KAPITEL 2

So ein Rotz – Erkältungen loswerden oder gar nicht erst bekommen

Was bringen Kräutertees bei Erkältungen?

Viele verknüpfen schon den Geruch von Salbei und Kamille mit Erkältungen. Doch wie gut wirken Erkältungstees eigentlich? Welche Beschwerden können sie lindern und welches Kraut braucht es wann?

Schon im antiken Rom, als Gladiatorenkämpfe die Massen fesselten und öffentliche Thermen die sanitären Verhältnisse revolutionierten, riet der griechische Arzt Pedanios Dioskurides bei Erkältungen zu Thymiantee. Der Mediziner hatte mit der Armee die Grenzen des Römischen Reiches erkundet. Auf seinen Reisen sammelte er Wissen über mehr als 800 pflanzliche Arzneimittel.

Auch heute, rund 2000 Jahre später, befindet sich vieles, was Dioskurides schon empfahl, noch in den Schubladen der Apotheken. Neben Thymian nutzten die Menschen damals wie heute Süßholzwurzeln bei Erkältungen; bei Husten und Heiserkeit gurgelten sie Salbeilösungen. Die lange Tradition spricht für die Wirkung der Mittel. Wissenschaftlich belegt ist diese streng genommen aber nicht.

Anders als moderne Medikamente, die sonst keine Zulassung erhalten würden, mussten pflanzliche Mittel wie Thymiantee nie ihre Wirkung in großen Studien mit Hunderten Menschen beweisen. Neben der jahrhundertelangen Erfahrung sprechen allerdings Versuche mit Zellkulturen und Tieren für einen Effekt der Pflanzen.

Zwar können die Mittel wie alle Medikamente nicht die Zeit der Erkältung verkürzen, doch sie können die Beschwerden aller Voraussicht nach erträglicher gestalten. Dabei sollte das Kraut genau auf die Symptome abgestimmt werden.

Halsschmerzen: Bei ersten Anzeichen Blätter kauen

Thymian, bekannt von Kräutergärten, Balkonhängekästen, Pizza oder mediterranen Hühnchengerichten, enthält ätherische Öle, die bei Schnupfen als besonders wertvoll gelten. Studien mit Meerschweinchen haben gezeigt, dass das Kraut einen entspannenden Effekt besitzt. Das Öl wirkt außerdem antibakteriell, antiviral und verstärkt den Abtransport von Schleim, heißt es in einer Analyse der Europäischen Union (EU), die zu vielen gängigen Arzneikräutern Dossiers erstellt hat.

Die Experten kommen zum Schluss, dass Thymian – oral eingenommen – bei Husten oder Erkältung wahrscheinlich wirkt. Somit bildet das Kraut bei den verschiedenen Erkältungsbeschwerden von Halsschmerzen bis hin zu Husten eine gute Teebasis. Wer seinen Tee zusätzlich anreichern möchte, kann bei Halsschmerzen zu Salbei greifen, die Inhaltsstoffe der Pflanze gelten als entzündungshemmend.

»Wenn man merkt, dass es im Hals kratzt, kann man auch einfach ein paar Salbeiblätter kauen«, sagt Johannes Gottfried Mayer von der Forschungsgruppe Klostermedizin, die an die Universität Würzburg angegliedert ist und vom Arzneimittelhersteller Abtei unterstützt wird. »Die ätherischen Öle und Gerbstoffe des Salbeis stabilisieren und stärken die angegriffenen Schleimhäute.« Auch die EU hält eine Wirkung von Salbei bei einer Erkältung für plausibel.

Oberflächlicher Husten: Schleimstoffe aus der Süßholzwurzel

Bei einem oberflächlichen Husten hingegen raten Experten zu einem Tee aus der Süßholzwurzel, aus der auch Lakritze gewonnen wird. Die Wurzel wird traditionell als Schleimlöser eingesetzt, außerdem enthält sie wie auch die Kamille große Mengen Schleimstoffe, die sich als Schutzfilm auf die gereizten Schleimhäute legen können. Daneben wirken die Schleimstoffe direkt auf den Hustenreiz ein: Husten entsteht durch einen Reflex des Kehldeckels, ein Knorpel, der die Luftröhre beim Schlucken verschließt.

Mitunter kann schon ein Staubkorn ausreichen, um den Deckel zu reizen. Indem die Schleimstoffe ihn benetzen, lindern sie den Hustenreiz – nach dem gleichen

Prinzip funktionieren auch Hustenbonbons oder Isländisch Moos. Im Gegensatz zur Kamille kann Süßholzwurzel allerdings erhebliche Nebenwirkungen mit sich bringen. Ein Hauptwirkstoff der Wurzel, das Glycyrrhizin, das etwa 50-mal so süß ist wie Haushaltszucker, kann Blutdruck und Blutzuckerspiegel erhöhen und seltener sogar zu Herzrhythmusstörungen führen.

Aus diesem Grund sollten vor allem Schwangere und Menschen mit Bluthochdruck, Nieren- oder Leberproblemen sowie Herz-Kreislauf-Beschwerden den Süßholztee, aber auch Lakritze mit Vorsicht genießen. Gesunden rät die EU dazu, den Tee nicht länger als vier Wochen zu trinken. »Salbeitee ist in höheren Dosen ebenfalls bedenklich, dafür müsste man ihn aber literweise zu sich nehmen«, sagt Mayer. »Zwei bis drei Tassen am Tag sind schon okay.«

Tee bei Halsbeschwerden, bei Schnupfennase inhalieren

Wer bei Erkältungen auf Tee setzt, sollte sich immer auch der begrenzten Macht des Hausmittels bewusst sein: Der Tee passiert auf seinem Weg nur die Erkältungsschauplätze Mundhöhle, Rachen und Hals. Während er bei einem erkältungstypischen oberflächlichen Husten helfen kann, erreicht er die Bronchien nicht und ist deshalb bei einem tieferen Husten weitgehend machtlos – genauso wie Bonbons oder Honig.

Auch bei einer Schnupfennase und anderen Beschwerden der oberen Atemwege sind Tees das falsche Mittel. Um sich die Wirkung von Arzneipflanzen dann zunutze zu machen, sollten ihre ätherischen Öle in heißes Wasser gegeben und inhaliert werden. Dafür eignen sich je nach Geschmack verschiedene Pflanzen. Die EU empfiehlt aufgrund der langjährigen Erfahrungswerte unter anderem Thymian- und Eukalyptusöl. »Dann reicht es, zwei Tropfen auf einen Liter heißes Wasser zu geben«, sagt Mayer.

Vor allem das ätherische Öl des Thymians tötet bei Laborversuchen schon in geringen Mengen sehr effektiv Bakterien ab. Aus diesem Grund besteht die Hoffnung, dass es auch auf seinem Weg durch Rachen und obere Atemwege den Krankheitserregern entgegenwirkt. Zwar stecken hinter grippalen Infekten fast immer Viren. Allerdings können die erkältungsgeschwächten Schleimhäute Bakterien schlechter abwehren, bei rund acht Prozent der Erkältungen kommt es zu einer zusätzlichen bakteriellen Infektion.

Bei hohem Fieber oder Schmerzen in der Brust zum Arzt

Eukalyptusöl hingegen stimuliert Kälterezeptoren in der Nase und unterstützt dadurch zumindest subjektiv das Gefühl, durchatmen zu können, wie laut der EU-Analyse eine kleine Studie mit 31 gesunden Freiwilligen ergeben hat. Die heiße Luft befeuchtet beim Inhalieren außerdem, unabhängig von den ätherischen Ölen, die Schleimhäute und sorgt für einen besseren Fluss des Sekrets; durch die Wärme verbessert sich auch die Durchblutung in der Nase und die Anzahl der Immunzellen im Gewebe steigt.

Bei einer normalen Erkältung reicht es in der Regel aus, die Beschwerden mit Tee und Inhalieren zu lindern – der Körper schafft es in der Zeit selbst, die Viren zu bekämpfen. Halten die Probleme jedoch mehr als eine Woche lang an, sind sie stark oder begleitet sie hohes Fieber, kommt es zu Luftnot, Atemproblemen oder schmerzt die Brust, ist es ratsam, neben der eigenen Behandlung auch einen Arzt aufzusuchen. Dann kann es sein, dass hinter den Problemen mehr steckt als nur ein harmloser Schnupfen.

▶▶ **FAZIT:** Tees können die Zeit der Erkältungen zwar nicht verkürzen, aber wahrscheinlich Husten und Halsschmerzen lindern. Dabei ist es wichtig, das Kraut auf die Beschwerden abzustimmen – und zu bedenken, dass auch pflanzliche Arzneimittel Nebenwirkungen haben können.

Senken Wadenwickel Fieber?

Bei Fieber wickeln sich viele Erkrankte kalte Tücher um die Beine. Belohnt werden sie mit einem wohltuenden Gefühl. Aber lässt sich so tatsächlich auch die Körpertemperatur steuern?

Meistens beginnt Fieber mit Schüttelfrost. Wir frieren, schwitzen und fühlen uns schlapp. Das alles ist Teil der Körperabwehr gegen gefährliche Eindringlinge wie Viren, Bakterien oder Pilze und dient einem Zweck: wieder gesund zu werden. Unangenehm ist der Temperaturanstieg trotzdem, Wadenwickel sind ein altes Hausmittel dagegen.

»Zur Behandlung von leichtem Fieber eignen sich kalte Wickel tatsächlich gut«, sagt Jörn Klasen, Leiter des Zentrums für individuelle Ganzheitsmedizin am Asklepios Westklinikum Hamburg. Auf der warmen Haut geben die Tücher Verdunstungskälte ab, die den Körper beim Abkühlen unterstützt: Ähnlich ist es beim Schwitzen. »Für 20 bis 30 Minuten angewendet, bewirken die Wickel schon einen Temperaturrückgang von etwa einem Grad«, so Klasen.

Alles was wirkt, birgt in der Regel aber auch Risiken: Grundvoraussetzung für die Behandlung ist, dass dem Fieberkranken nicht kalt ist. »Der Fehler, den die meisten machen, ist, die Wickel mit eiswürfelkaltem Wasser zu tränken«, sagt Klasen. »Dann kühlt der Körper viel zu abrupt ab.« Die Fieberkranken frieren, ihnen wird schwindelig und im schlimmsten Fall bricht der Kreislauf zusammen. Es reiche aus, wenn die Wickel lauwarm sind, so Klasen.

Ab 39 Grad sollte man zum Arzt gehen

»Fieber an sich muss eigentlich gar nicht behandelt werden«, sagt Klasen. Ende der Neunzigerjahre werteten Wissenschaftler der University of Medicine and Dentistry of New Jersey in einer Studie[10] Fälle von mehr als 700 Patienten mit Blutvergiftung aus und kamen zu dem Ergebnis, dass die Überlebenswahrscheinlichkeit bei erhöhter Körpertemperatur steigt.

Aus diesem Blickwinkel übertreffen Wadenwickel – richtig angewendet – fiebersenkende Medikamente sogar: »Wadenwickel sind gut geeignet, weil sich mit ihnen im Gegensatz zu fiebersenkenden Medikamenten die Körpertemperatur schonend regulieren lässt und der Organismus die Oberhand behält«, sagt Klasen. Steigt das Fieber auf über 39 Grad Celsius, sollte man zur Sicherheit zum Arzt gehen.

Der menschliche Organismus steuert seine Körpertemperatur gezielt, auch bei Fieber. Dafür zuständig ist das thermoregulatorische Zentrum im Gehirn, in dem die Informationen zur aktuellen Temperatur an verschiedenen Körperstellen zusammenlaufen. Liegt der Wert in einigen Regionen außerhalb von 36 bis 37 Grad Celsius, werden diese auf die Solltemperatur erhitzt oder abgekühlt. Bei Fieber erhöht der Körper den Sollwert, allerdings in der Regel nicht auf mehr als 41 Grad Celsius.

Eier gegen Fieber

Das Prinzip beruhte darauf, Krankheiten symbolisch zu übertragen. Dazu legten die Menschen im 15. Jahrhundert beispielsweise Eier in Ameisenhaufen. Wenn die Ameisen das Ei vertilgt hatten, war das Fieber weg – in den meisten Fällen heilte die Erkrankung wohl in etwa der gleichen Zeit, in der ein Ameisenstaat ein Ei verspeiste.

Schüttelfrost wärmt den Körper auf

Um den Organismus auf Temperatur zu bringen, schließen sich die Hautgefäße, sodass möglichst wenig Wärme verloren geht. Die Haut kühlt ab. Schüttelfrost sorgt über zuckende Muskeln dafür, dass im Körper Wärme entsteht. Sinkt das Fieber wieder, geschieht genau das Gegenteil: Die Gefäße weiten sich, die Haut erwärmt sich und gibt Hitze ab.

Die Temperaturzentrale im Gehirn lenkt auf diese Weise auch das Verhalten bei Fieber in die richtige Richtung: Während sich der Körper aufheizt, frieren wir und greifen zu dicken Decken und Wollsocken. Das unterstützt den Organismus beim Erwärmen.

Sinkt das Fieber, ist uns warm, wir schwitzen und tauschen die Bettdecke automatisch gegen ein dünnes Laken. »Genau dieser Abkühlvorgang lässt sich mit kühlenden Wickeln unterstützen«, so Klasen.

Neben Säugetieren wie Menschen, Hunden, Katzen oder Pferden bekommen auch Reptilien, Amphibien und einige Wirbellose oder Insekten Fieber, um Infektionen zu bekämpfen. Wechselwarme Tiere, die ihre Körpertemperatur nicht direkt steuern können, verändern diese über ihr Verhalten und legen sich zum Aufheizen in die Sonne.

▶▶ **FAZIT:** Wadenwickel sorgen für eine angenehme Abkühlung und können den Körper dabei unterstützen, seine Temperatur zu senken. Übertreiben sollte man es aber nicht, sonst macht der Kreislauf schlapp.

Bekämpfen alte Stinkesocken Halsweh?

Der Hals ist entzündet, beim Schlucken brennt es. »Leg dir Opas alte Socken um den Hals«, rät Oma. Ob das was bringt?

Halsschmerzen, Husten, Heiserkeit, eine verstopfte oder triefende Nase – zwischen Herbst und Frühjahr haben Erkältungen und grippale Infekte Hochkonjunktur und mit ihnen kluge Ratschläge von Familie und Freunden: »Wenn es im Hals kratzt, hilft ein warmer Schal«, sagen die einen, »Entzündungen im Hals sollte man am besten kühlen« die anderen und verweisen auf ihre Mandeloperation, nach der ihnen der Arzt Vanilleeis empfohlen hatte. Und Oma rät, sich die alten Socken von Opa um den Hals zu legen – na lecker!

Warm, kalt oder Stinkesocken? Was hilft denn nun gegen Halsweh?

Die Nachfrage beim Facharzt macht das Chaos perfekt: »Es kommt drauf an«, sagt Karl-Bernd Hüttenbrink, Direktor der Klinik und Poliklinik für Hals-, Nasen- und Ohrenheilkunde der Uniklinik Köln. Halsschmerzen können viele Ursachen haben: Zusammen mit einer Erkältung oder Grippe lösen meist Viren die Entzündung in Hals und Rachen aus, etwa Rhinoviren, Adenoviren oder Influenzaviren. Aber auch Bakterien können Schmerzen im Hals verursachen.

»Bei Halsweh im Zusammenhang mit einer Erkältung befallen Viren die Zellen der Halsschleimhaut«, sagt Hüttenbrink. »Das ruft weiße Blutkörperchen auf den Plan.« Ein Kampf beginnt: Immunsystem gegen Viren. Dabei zerstören Immunzellen von Viren befallene Zellen der Halsschleimhaut. Das Gewebe entzündet sich und schmerzt.

Gut ist, was gut tut

Die wissenschaftliche Datenlage zur richtigen Behandlung von Erkältungs- oder Grippehalsschmerzen ist dünn. »Halsschmerzen, die durch Viren verursacht werden, werden typischerweise mit Naturheilverfahren behandelt«, sagt Hüttenbrink. Gut ist, was gut tut, so die Faustregel. Die klinische Praxis zeige, dass im Schnitt 80 von 100 Patienten bei Halsschmerzen Wärme bevorzugen.

Aus wissenschaftlicher Sicht scheint das sinnvoll: Bei Wärme weiten sich die Gefäße, die Schleimhaut in Rachen und Hals wird besser durchblutet. Zerstörte Viren und Zellen, Schleim und Eiter werden auf diese Weise schneller abtransportiert. Man hat das Gefühl, als sei wieder mehr Platz im Hals. Durch Kälte dagegen ziehen sich die Blutgefäße zusammen. »Von Vorteil ist das beispielsweise nach Mandeloperationen, weil die

Wunde weniger blutet und der Schmerz etwas betäubt wird«, sagt Hüttenbrink. Die leichte Betäubung ist es auch, die Kälte für einen Teil der klassischen Halsweh-geplagten interessant macht.

Verkürzen kann man eine klassische Virusinfektion im Rachen aber weder mit Wärme noch mit Kälte. Dicke Schals oder wärmende Tees – wie sie die meisten Menschen bevorzugen – verbessern lediglich das Wohlbefinden. Alternativ oder ergänzend seien aufsteigende Bäder möglich, um die Durchblutung im Kopfbereich zu erhöhen, sagt Hüttenbrink. »Dazu taucht man Arme oder Beine in möglichst heißes Wasser und erhöht nach und nach den Wasserspiegel.«

Stinkesocken als Antibiotikaersatz

Wirkungsvollere Behandlungsmethoden gibt es für den Fall, dass sich Bakterien im Hals festsetzen – meist Streptokokken. Bakterielle Infektionen erkennt man typischerweise an geschwollenen Lymphknoten und Belägen auf den Mandeln. Dann können Antibiotika Abhilfe schaffen – oder die alten Stinkesocken von Opa.

»An diesem alten Hausmittel ist tatsächlich etwas dran«, sagt Hüttenbrink. Das Prinzip ist ebenso eklig wie faszinierend: In Wollsocken, die in geschlossenen Schuhen stecken, ist es angenehm warm und feucht. Optimale Bedingungen für Pilze. »Die Organismen bilden zum Teil Antibiotika«, erklärt Hüttenbrink. Wer

Opas alte Socke um den Hals habe, atme also Antibiotika ein. Wichtig sei, dass die Socken möglichst lang getragen wurden, am besten an ungewaschenen Füßen.

Wirklich zeitgemäß ist das natürlich nicht. Dank standardisiert hergestellter Antibiotika kann man heutzutage auf Stinkesocken getrost verzichten. Auf bloßen Verdacht hin sollte man Antibiotika aber auch nicht einwerfen. Immer wieder warnen Experten vor Resistenzen, die durch einen sorglosen Gebrauch entstehen und die Medikamente wirkungslos werden lassen. »Wir dürfen nicht vergessen, dass Bakterieninfektionen vor der Erfindung von Antibiotika eine große Bedrohung waren«, sagt Hüttenbrink.

Neben Wärme oder Kälte – je nach Vorliebe – kann auch Bonbonlutschen bei Halsschmerzen guttun. Es fördert den Speichelfluss und erleichtert das Schlucken. Wer inhaliert, versorgt die Schleimhäute mit Feuchtigkeit und verhindert, dass schützende Flimmerhärchen verkleben. Bessert sich das Halsweh nach ein paar Tagen nicht, oder tauchen die Schmerzen unabhängig von einer Erkältung auf, sollte man zum Arzt gehen. Ein gesunder Lebensstil – gesunde Ernährung, Sport und frische Luft – kann das Risiko für Halsentzündungen senken. Rauchen schadet den Schleimhäuten. Also Finger weg vom Glimmstängel – erst recht bei Halsschmerzen.

▶▶ FAZIT: Kälte betäubt, Wärme löst den Schleim – die Behandlung von Halsschmerzen bei Virusinfektionen ist Geschmackssache. Bakterien hingegen verziehen sich mit etwas Glück dank Opas alten Stinkesocken. Als Medikament wirken Antibiotika aber gezielter.

Die etwas andere Antibiotikabehandlung

Im Jahr 1928 bemerkte Alexander Fleming zufällig, dass ein Schimmelpilz der Gattung Penicillium einen Stoff herstellt, der Bakterien abtötet. Der Pilz war in seinem Labor auf einem mit Bakterien geimpften Nährboden gewachsen, den Fleming und seine Mitarbeiter über die Sommerferien vergessen hatten. Die Bakterien rund um die Schimmelflecken waren tot, die Wirkung von Penicillin entdeckt.

Seinen Weg in die Medizin hatte der Schimmel jedoch schon Tausende Jahre früher gefunden. Als Erstes kamen wohl die Ägypter vor 3500 Jahren auf die Idee, Schimmel gegen Bakterien einzusetzen. Sie bastelten Breiumschläge aus verschimmeltem Gerstenbrot. Später setzte sich die Idee auch im europäischen Kulturkreis durch. In der frühen Antike – zwischen 1200 und 800 vor Christus – behandelten Ärzte Wunden mit schimmeligen Lappen. Die Schimmelpilze züchteten sie auf Honig und Schafskot. Auch im Mittelalter legten die Menschen grünes, schimmeliges Brot auf Wunden.

Dem mittelalterlichen Arzt Paracelsus wird nachgesagt, er habe Antibiotika genutzt, weil er die Rohstoffe für seine

Kräutertinkturen immer ein paar Tage liegen ließ – möglicherweise bis sich Pilze auf ihnen bildeten. So soll er einige Pestkranke geheilt haben. Ob die Menschen wussten, was sie da taten und wie die Stoffe wirkten, ist allerdings fraglich. Ebenfalls unbekannt ist, wie vielen Menschen die Methode tatsächlich geholfen hat und wie vielen sie sogar schadete.

Lindern Zwiebeln Erkältungen und Ohrenschmerzen?

Zwiebeln bringen Würze und Tränen, aber bewirken sie auch Wunder bei Erkältungen? Hier schwört Oma gleich auf zwei Mittel, den Tee und die Zwiebelwickel.

Zwiebeln haben heute, in Zeiten von Smoothies und Sushi, einen wahrlich schlechten Ruf. Stinkig ist ihr Image, rustikal, selbst der Döner in der Mittagspause sollte lieber ohne sein, der Salat mit der geräucherten Putenbrust sowieso. Zwiebeltee und Zwiebelwickel nutzt nur die Oma. Verkennt die moderne Gesellschaft ein Wundermittel?

Ein wenig wohl schon. Die Zwiebel ist eine der ältesten Kulturpflanzen der Welt. Als Erste züchteten die Menschen die Pflanze vermutlich im heutigen Pakistan, Afghanistan und dem Iran, die Chinesen nutzten sie bereits vor etwa 5000 Jahren als Medizin und Lebensmittel. Auch die alten Ägypter wussten das Gemüse zu schätzen.

Laut einer Inschrift auf der Pyramide von Gizeh erhielten die Arbeiter, nachdem sie beim Bau der Pyramide geschwitzt und gerackert hatten, Knoblauch- und Zwiebelrationen. Sie sollten Krankheiten fernhalten. Selbst Tutanchamun bekam für seine Reise ins Jenseits eine Portion Zwiebeln mit ins Grab.

Was die alten Ägypter über die Wirkung der Zwiebel nur vermuten konnten, lässt sich heute im Labor genauer analysieren. »Zwiebeln und ihre Verwandten im Gemüsegarten, der Knoblauch zum Beispiel, enthalten viele schwefelhaltige Verbindungen«, sagt Claus Jacob, der als Professor für Bioorganische Chemie an der Universität des Saarlandes die Wirkung von pflanzlichen Inhaltsstoffen auf die Gesundheit erforscht.

Zwiebel-Abwehrstoffe vertreiben Bakterien

Die schwefelhaltigen Verbindungen sind es, die das Gemüse so stinkig machen. Sie sind es aber auch, die anscheinend Bakterien und andere Plagegeister vertreiben können. »Die Pflanzen haben diese Stoffe über Jahrmillionen als Abwehr gegen Krankheitserreger entwickelt«, sagt Jacob. Mit der Zeit rüsteten sie sich dafür, gewisse Viren, Bakterien, Pilze und andere Mikroben zu zerstören und so manche gefährlichen Angreifer zu verscheuchen.

Hatte Oma also recht? Macht eine Zwiebeltee-Diät gesund? Diese Frage können Wissenschaftler noch nicht so eindeutig beantworten. Zwar ist es mittlerweile möglich, die Zwiebel-Verbindungen im Labor konzentriert herzustellen. Auch konnten Forscher bei Versuchen mit Bakterienkulturen zeigen, dass die Substanzen manche Erreger effektiv bekämpfen.

Ihr Potenzial als Erkältungsmittelchen lässt sich daraus jedoch nicht direkt ableiten. »Der Körper ist kein

Reagenzglas«, sagt Jacob. Möglicherweise werden die Stoffe nach dem Zwiebelgenuss so schnell abgebaut, dass sie nicht wirken können. Oder sie gelangen nicht an jene Stellen im Körper, an denen die Bakterien, Viren oder andere Krankheitserreger sitzen.

In dieser Hinsicht hat die Zwiebel – zumindest was Erkältungen betrifft – einen Vorteil: Der Mensch scheidet ihre schwefelhaltigen Verbindungen nicht nur über die Verdauung aus, sondern oftmals auch über den Atem. Auf dem Weg passieren die Abbauprodukte Lunge und Bronchien. »Gut möglich, dass dann auch das ein oder andere Bakterium stirbt und die Schleimhäute ein wenig abschwellen«, sagt Jacob.

Zwiebelwickel: Bessere Durchblutung und ablenkender Schmerz

Eine Wirkung der Zwiebelwickel, auf die viele bei einer Mittelohrentzündung schwören, können die antibakteriellen Stoffe des Gemüses jedoch nicht erklären. Für den Wickel müssen geschälte und halbierte Zwiebeln auf warmen Stoff gelegt und ausgedrückt werden, sodass der Zwiebelsaft austritt. Anschließend auf der Ohrmuschel platziert, sollen die Wickel Schmerzen lindern.

»Zwiebelsaft wirkt leicht hautreizend und durchblutungsfördernd«, sagt Roman Huber, Leiter des Zentrums für Naturheilkunde am Uniklinikum Freiburg. Die Hautreizung lenke möglicherweise von den Ohrenschmerzen ab, beschreibt er einen denkbaren Wirkmechanismus. Ebenfalls möglich sei, dass durch die äußere gesteigerte Durchblutung auch die Durchblutung im Ohr zunehme.

»Interessant ist dabei auch, dass viele Schwefelverbindungen zu Schwefelwasserstoff abgebaut werden, der auf die Blutgefäße entspannend und damit ebenfalls durchblutungsfördernd wirkt«, sagt Jacob. Damit die Wickel nicht mehr schaden als nutzen, sollte die Haut an den Stellen jedoch intakt sein. Außerdem könne es bei einem empfindlichen Hauttyp zu einer stärkeren Hautreizung kommen als gewollt, beschreibt Huber die Risiken von Omas Hausmittel.

Knoblauch wirkt mindestens genauso gut

Auch den Zwiebeltee (einfach hergestellt aus in Wasser gekochten Küchenzwiebeln) möchte Jacob nicht in größeren Mengen empfehlen: »Wer gerne ab und zu ein oder zwei Tassen trinken möchte, kann das ohne Bedenken tun. Ein paar Studien haben jedoch gezeigt, dass der stetige Konsum von größeren Mengen an rohen Zwiebeln die Speiseröhre und Magenschleimhaut reizen kann.«

Wer nur auf die Atemwirkung aus ist, muss auch nicht den grausigen Tee hinunterspülen. Eine rohe Zwiebel im Salat schmecke nicht nur besser, sondern erziele auch einen vergleichbaren Effekt, erzählt Jacob – der sowieso eher Knoblauchfan ist: »Knoblauch ist nicht so wässrig, seine Inhaltsstoffe sind viel konzentrierter und facettenreicher.« Außerdem eignet sich Knoblauch in der Praxis auch besser als Gewürz, und kann in der Küche andere, weniger gesunde Zutaten – wie beispielsweise Kochsalz – ersetzen.

Um die Wirkung zu optimieren, rät der Forscher dazu, die Mahlzeit mit ein wenig Fett zu verbinden. »Das saugt die Wirkstoffe auf und transportiert sie besser in den Körper«, sagt er. Ein Stück Brot mit Butter, Petersilie und ein bisschen frischem Knoblauch, darauf ein paar Tropfen Maggi-Würze, das sei doch etwas Feines. Nur der Diskobesuch sollte dann lieber ausfallen.

▶▶ FAZIT: Wundermittel sind Zwiebeltee und Zwiebelwickel wohl nicht. Der Wickel kann jedoch zumindest vom Schmerz ablenken, der Tee das ein oder andere Bakterium abtöten. Außerdem lässt sich mit Zwiebeln und Knoblauch vortrefflich würzen und Salz vermeiden. Aber Achtung: Als Nebenwirkung bleiben Mundgeruch und Gestank!

KAPITEL 3

Schwitz dich schlank – für Sportler und Abnehmwillige

Kann Wassertrinken beim Abnehmen helfen?

In vielen Diätratgebern heißt es, man solle viel Wasser trinken, um abzunehmen. Aber ist das wissenschaftlich überhaupt belegt? Ein Forscherteam ist der Frage nachgegangen.

Ohne Wasser wären wir eine leere, trockene Hülle. Je nach Alter und Geschlecht bildet die Flüssigkeit zwischen 40 und 80 Prozent des menschlichen Körpers, bei Neugeborenen sind es sogar 70 bis 80 Prozent. Jeden Tag gibt ein Erwachsener im Schnitt mehr als zwei Liter Wasser ab, wir schwitzen es aus, atmen es aus – und nicht zuletzt scheiden wir es auch über die Blase aus. Dann muss Nachschub her.

Schon ab dem Verlust von 0,5 Prozent des Körperwassers setzt der Durst ein, ab 20 Prozent besteht Lebensgefahr. Wassertrinken ist lebensnotwendig, gar keine Frage. Geht es nach Diätratgebern und Frauenzeitschriften, ist die kalorienfreie Flüssigkeit jedoch noch viel mehr als das, ein Elixier der Schlankheit gewissermaßen. »Schluck dich schlank«, »Abnehmen durch Wassertrinken« oder »Wassertrinken löscht Kalorien« lauten einige der Schlagzeilen.

Was in Diätprogrammen empfohlen wird und viele Menschen laut Befragungen mittlerweile als Tatsache betrachten, ist wissenschaftlich jedoch kaum belegt. Zu diesem Ergebnis kommt Rebecca Muckelbauer von der Berliner Charité. »Als Ernährungswissenschaftlerin wurde ich immer wieder gefragt, ob Wasser wirklich beim Abnehmen hilft«, erzählt sie. Obwohl das Thema so populär ist, kannte sie aber keine gute Studie. Also machte sie sich mit einem Team auf die Suche. Ihre Ergebnisse schildern die Forscher nun im *American Journal of Clinical Nutrition*.[11]

Qualitätsproblem

Die Wissenschaftler durchforsteten medizinische Datenbanken, sie suchten auf Englisch, Französisch, Spanisch und Deutsch nach Studien, die sich mit dem Einfluss von Wasser auf das Gewicht Erwachsener beschäftigen. Insgesamt stießen sie auf fast 5000 Artikel – und mussten aufgrund mangelnder Qualität oder unpassender Inhalte fast alles wieder aussortieren. »Wir haben sehr umfangreich gesucht, am Ende sind uns aber nur 13 Studien geblieben«, sagt Muckelbauer.

Doch selbst diese waren zum Großteil keine hochwertigen Untersuchungen. Zum Teil stützten sie sich auf nur wenige Teilnehmer, zum Teil war der Untersuchungszeitraum zu kurz für aussagekräftige Ergebnisse. Wirklich überzeugen konnten die Forscher nur drei Studien, die alle die Wirkung von Wasser bei einer Diät analysiert hatten. Dabei trank ein Teil der meist übergewichtigen Abnehmwilligen täglich rund einen halben Liter mehr Wasser, als der Ernährungsplan es vorschrieb – mit Erfolg.

»Studien mit Menschen, die gerade versuchen abzunehmen, weisen auf einen positiven Effekt eines erhöhten Wasserkonsums hin«, schreiben die Forscher im Fazit ihrer Übersichtsarbeit. Zur generellen Aussage »Wassertrinken macht schlank« kann sich Muckelbauer dennoch nicht durchringen. Die anderen Studien mit Teilnehmergruppen von dick bis dünn lieferten uneinheitliche Ergebnisse. »Viele waren aber auch zu kurz, um einen Effekt zu sehen«, sagt sie. »Es ist erstaunlich, wie wenige Studien es da gibt.«

Wasser satt

Eines gilt als sicher: Wer Wasser statt Saftschorlen und Limonaden trinkt, kann viele Kalorien sparen. »Darüber hinaus gibt es Hinweise darauf, dass Wassertrinken zumindest für kurze Zeit das Sättigungsgefühl stärkt, allerdings nur bei älteren Personengruppen«, heißt es in der Studie. Außerdem gebe es die Theorie, dass Wasser den Energieumsatz erhöhe und dadurch das Abnehmen unterstütze. »Aber auch das ist bisher wissenschaftlich nur sehr schlecht untersucht. Die anderen Erklärungen halte ich für wahrscheinlicher«, sagt Muckelbauer.

Schaden kann das Wassertrinken kaum. Bei Gesunden können die Nieren bis zu einen Liter Flüssigkeit pro Stunde ausscheiden, schreibt die Deutsche Gesellschaft für Ernährung (DGE). Der Körper komme mit bis zu zehn Litern Wasser pro Tag klar – deutlich mehr, als wahrscheinlich auch der Abnehmwilligste trinken möchte und würde. Eine Ausnahme sind Menschen mit einer schweren Herzschwäche oder Problemen bei der Flüssigkeitsausscheidung, etwa durch Nierenschäden. Sie sollten vorsichtig sein und ihre Flüssigkeitszufuhr mit einem Arzt abklären.

Auch weil es kaum Risiken gibt, will Muckelbauer weiterhin zum Wassertrinken raten. Außerdem plant sie eine Studie, die das wissenschaftliche Loch stopfen kann. Für ihre Doktorarbeit stellte Muckelbauer bereits Wasserspender in Schulen auf und fand tatsächlich Hinweise darauf, dass sich das Risiko für Übergewicht bei den Kindern reduzierte. Jetzt will sie den Versuch auf Erwachsene und deren Arbeitsplätze übertragen. Vielleicht kommt dann auch in der Wissenschaft an, was viele zu wissen glauben: Wasser hilft beim Abnehmen.

▶▶ **FAZIT:** Wassertrinken kann nicht schaden, wahrscheinlich macht es auch schlanker – zumindest wenn das Wasser süße Getränke ersetzt. Doch wissenschaftlich klar nachgewiesen hat das noch niemand.

Mit Seife gegen Körperfett

Sie war zehn Jahre alt, wog 91 Kilo und wurde auf Jahrmärkten herumgezeigt – das berichtete der Arzt Thomas Bartholin vor mehr als 350 Jahren über ein übergewichtiges Mädchen. Damals war starkes Übergewicht zwar noch etwas Besonderes, kam aber durchaus vor, wie Michael Stolberg vom Institut für Geschichte der Medizin der Universität Würzburg herausgefunden hat. In der Medizinliteratur entdeckte er schon in alten Quellen abwertende Urteile über dicke Menschen – zumindest von Ärzten. Ein Mediziner habe im Jahr 1610 geschrieben, fette Menschen hätten kaum Verstand und habe sie mit übermästeten Schweinen verglichen, so Stolberg.

Die Experten erklärten sich das Übergewicht damals schon als Folge von zu viel Nahrung. Wenn das Fett auf den Hüften war, musste es nach damaligem Verständnis vor allem ausgeschieden werden, unter anderem durch harntreibende Kräuter wie Petersilie, Abführmittel und schweißtreibende Bewegung. Auch Seife wurde zum Verzehr empfohlen, weil man wusste, dass diese Fett vom Teller ablöst. Alternativ versuchte man, die Entstehung und Ablagerung von Fett im Körper zu verhindern, indem man ungesunde, wenig nahrhafte Speisen und Getränke wie Essig zu sich nahm. Aus heutiger Sicht scheinen diese Methoden wenig geeignet.

Schützt ein Saunagang vor Muskelkater?

Nach dem Sport erst mal in die Sauna – das tut gut und ent-spannt. Aber schützt Wärme auch vor den Qualen in den Tagen nach der Anstrengung? Kann der Saunagang Muskelkater ver-hindern?

»Wovon träumt die Katze nachts?« – »Vom Muskelka-ter!« Diesen Flachwitz haben wohl viele schon einmal gehört. Wie der Katze geht es im echten Leben aber den wenigsten – und wenn doch, dann ist der Traum wohl eher ungemütlich. Besonders nach langem Liegen oder Sitzen kann Muskelkater einem schon die kleinste Be-wegung gehörig vermiesen, besonders verhasst ist Trep-pensteigen bei Muskelkater in den Beinen.

Zur Ursache der Schmerzen gab es in der Vergan-genheit zahlreiche Theorien. Lange stand Milchsäure als Übeltäter im Verdacht. Sie wird verstärkt gebildet, wenn dem Körper Sauerstoff fehlt, um die Muskeln mit Energie zu versorgen. Prädestiniert für hohe Milch-säurewerte sind daher 400-Meter-Läufer, die mit maxi-maler Geschwindigkeit auf der Rundbahn um den Platz sprinten und dabei ordentlich aus der Puste geraten. Der Körper baut die Milchsäure allerdings schnell wie-der ab.

Auf dem Weg nach unten ist
der Muskel schwächer

»Die Theorie ist hinfällig«, sagt Hans-Joachim Appell Coriolano vom Institut für Physiologie und Anatomie der Sporthochschule Köln. Stattdessen entstehe Muskelkater durch Zellschäden im Muskel, wenn dieser überlastet wird. Heute gelten zwei Theorien als wahrscheinlich. Demnach kommt es besonders leicht zu Muskelkater, wenn man das Körpergewicht gegen das Schwerefeld der Erde stützen muss. »Ein typisches Beispiel ist bergab laufen«, so Appell Coriolano. »Dabei muss man sein Körpergewicht mit der Muskulatur abfangen.« Das Problem: An Bewegungen gegen das Schwerefeld der Erde sind weniger Muskelfasern beteiligt als etwa beim Bergauflaufen. »Das bedeutet, dass jede einzelne Muskelfaser auf dem Weg nach unten eine größere Last zu tragen hat als beim Hochlaufen«, erklärt der Sportwissenschaftler. Die Muskeln werden so auf dem Weg nach unten leichter beschädigt.

Muskelkater bekommt man aber beispielsweise auch vom Radfahren im Flachen. »Das liegt dann an einem Ungleichgewicht der Kalziumverteilung im Muskel«, sagt Appell Coriolano. Kalzium ist dafür zuständig, dass sich ein Muskel zusammenzieht. Wird dieser jedoch zu stark belastet, verändert sich die Verteilung des Kalziums, was wiederum die Muskelmembran beschädigen kann.

Wärme statt Kälte

Bei beiden Muskelkater-Varianten rufen die Zelltrümmer Entzündungszellen auf den Plan, die das kaputte Material wegschaffen. Viel kann man dann nicht mehr tun. »Es gibt keinerlei gesicherte Studien, wie man Muskelkater nach Überanstrengung vermeiden oder seine Dauer verkürzen kann«, erklärt der Sportmediziner. Vermutet wird, dass Dehnübungen und Aufwärmen vor dem Sport vor Muskelkater schützen können.

Potenziell könne zudem eine gesteigerte Durchblutung den Heilungsprozess begünstigen. »Aus der Erfahrung weiß man, dass Saunagänge, warme Bäder oder milde Massagen guttun, weil sie die Spannung aus dem Muskel nehmen«, sagt Appell Coriolano. Dass sie vor Muskelkater schützen oder ihn verkürzen, ist wissenschaftlich aber nicht nachgewiesen. Massagen bergen sogar ein Risiko: Wird der geschädigte Muskel mechanisch stark gefordert, kann das den Muskelkater noch verstärken. Auch eine kalte Dusche nach dem Sport sei kontraproduktiv, weil Kälte die Durchblutung und damit den Heilungsprozess hemmt, so der Experte.

Fünf Tage Sofa

Die Verletzung des Muskels selbst kann man nicht spüren. Deshalb bemerkt man den Muskelkater erst etwa einen Tag nach dem Training, wenn die Entzündungsstoffe aktiv werden. Gleichzeitig mit der Entzündung beginnt die Reparatur. »Bis die Verletzung geheilt ist, dauert es ein paar Tage länger, als der Schmerz anhält«, erklärt Appell Coriolano. Der Sportmediziner empfiehlt bei Muskelkater vier bis fünf Tage lang zu pausieren, auch wenn schon nach drei Tagen nichts mehr zu spüren ist. »Wer sich nicht daran hält, baut Muskelmasse ab, da die Zellen keine Zeit haben zu regenerieren.«

Grundsätzlich gelte es, Muskelkater zu vermeiden. Zu Trainingsbeginn oder wenn das Pensum gesteigert werden soll, lasse sich das allerdings kaum umsetzen. »Es ist ein schmaler Grat zwischen Belastung, die Muskulatur stärkt und solcher, die sie schädigt«, sagt Appell Coriolano. Bleibt zu hoffen, dass einem der Muskelkater nicht bis in die Träume folgt.

▶▶ **FAZIT:** Muskelkater wird durch Verletzungen im Muskel verursacht, die Zeit brauchen zu heilen. Wärme kann das subjektive Wohlbefinden in dieser Zeit steigern, verhindert den Muskelkater aber nicht. Sportbegeisterte sollten pausieren, Sportmuffel können die Verletzung als Ausrede nutzen.

Hilft Eiweiß nach dem Training beim Muskelaufbau?

Das Training war anstrengend und das soll jeder sehen. Wer auf Muskeln trainiert, muss auch auf seine Ernährung achten. Dabei spielt das Eiweiß eine entscheidende Rolle.

Wer Muskeln aufbauen will, muss Sport treiben und sich verausgaben, daran kann auch die beste Ernährung nichts ändern. Denn dann – und nur dann – sendet der Muskel die entscheidende Botschaft an den Stoffwechsel: Ich bin komplett ausgepowert, ich brauche mehr Masse, mehr Energie. Anschließend beginnt der Körper, die Muskelfasern zu verdicken, der Oberarm wächst, der Po hebt sich an. Hier kommen die Eiweiße ins Spiel, denn ohne sie geht gar nichts.

»Die Muskulatur besteht zu einem großen Teil aus Eiweißen. Sie kann nur aufgebaut werden, wenn die Bausteine dafür da sind und die müssen über die Ernährung aufgenommen werden«, sagt Petra Platen, die es als Handballerin in den Achtzigerjahren bis zu den Olympischen Spielen geschafft hat und heute den Lehrstuhl für Sportmedizin und Sporternährung an der Ruhr-Universität Bochum innehat. Darüber, wie gut der Körper nach dem Training das Eiweiß aus der Nahrung in Muskelmasse umbaut, entscheiden aus wissenschaftlicher Sicht vor allem drei Faktoren: der Zeitpunkt der Aufnahme, aber auch die Menge und die Art der Eiweiße.

Was das Timing betrifft, waren Kraftsportler lange Zeit der Ansicht, dass es nach dem Training nur ein kurzes Zeitfenster gibt, in dem der Körper das Eiweiß aus der Nahrung wirklich in Muskelmasse investiert und nicht etwa für die Gewinnung von Energie verbrennt. Um dieses sogenannte anabole Fenster so gut wie möglich auszunutzen, galt es als klug, direkt vor oder direkt nach dem Training den Stoffwechsel mit möglichst viel Eiweiß zu füttern. Ein Irrglaube, wie eine Studie von Forschern um den US-Personal Trainer Brad Schoenfeld gezeigt hat.

Nach dem Training mehrere Eiweißhäppchen

Die Wissenschaftler fassten die Ergebnisse von mehr als 40 Studien mit rund 1000 Teilnehmern zusammen. Etwa die Hälfte der Untersuchungen drehte sich um die Frage, wie sich der Zeitpunkt der Eiweißaufnahme auf die Muskelmasse auswirkt, die andere beschäftigte sich mit dem Einfluss des Eiweiß-Timings auf die Kraft. In allen Studien gab es eine Gruppe, die ihre Eiweißration innerhalb von einer Stunde vor oder nach dem Training verzehren durfte. Die andere Gruppe musste mindestens zwei Stunden lang warten.

Das klare Ergebnis: Nachdem sie den Einfluss von Faktoren wie Geschlecht, Alter und Traingsstatus herausgerechnet hatten, konnten die Forscher weder bei der Muskelmasse noch beim Kraftgewinn einen Vorteil des Eiweißschubs direkt vor oder nach dem Training erkennen. Eine derartig zeitnahe Aufnahme scheine nicht notwendig zu sein, schreiben Schoenfeld und seine Kollegen 2013 im *Journal of the International Society of Sports Nutrition*.[12]

»Dies ist die bisher umfassendste Studie zu dem Thema«, sagt Platen. Komplett unerheblich sei der Zeitpunkt der Eiweißaufnahme wahrscheinlich trotzdem nicht. »Es gibt Belege dafür, dass eine erhöhte Proteinzufuhr kurz nach dem Training die Einlagerung beschleunigt. Es gibt aber auch Hinweise darauf, dass die Bildung von Proteinen in den Muskeln erst sechs bis acht Stunden nach dem Training richtig an Fahrt aufnimmt.« Platen rät deshalb, nach dem Training möglichst gestückelt mehrere Eiweißhäppchen einzuplanen, am besten in einem Abstand von etwa zwei Stunden.

Viel hilft viel – zumindest bei Anfängern

Noch wichtiger als das Timing scheint laut der Zusammenfassung der Studien die Größe der Proteinration zu sein. »Die Zunahme an Muskelmasse hing stark mit der Menge an Proteinen zusammen, die in den verschiedenen Untersuchungen eingenommen wurde«, schrei-

ben die Forscher. Zwar gebe es zweifellos eine Ober-
grenze. Das Ergebnis zeige aber, dass es für den Aufbau
von Muskelmasse wichtig sei, den Proteinbedarf zu decken.

Die Deutsche Gesellschaft für Ernährung empfiehlt
Erwachsenen, pro Tag 0,8 Gramm Protein pro Kilogramm
Körpergewicht aufzunehmen. »Diese Empfehlung zielt
jedoch auf nicht trainierende Menschen ab«, sagt Pla-
ten. »Sie reicht aus, um die Muskulatur zu erhalten.«
Vor allem Anfänger im Bodybuilding, die noch rasch an
Muskeln gewinnen, benötigen eine deutlich höhere Pro-
teinzufuhr, wie auch die International Society of Sports
Nutrition in einer Stellungnahme schreibt.[13]

Die internationale Gesellschaft rät Kraftsportneulin-
gen dazu, täglich zwischen 1,6 und 2 Gramm Protein pro
Kilogramm Körpergewicht einzuplanen. »Das braucht
der Körper auch«, sagt Platen. Kommt es trotzdem zu
einem Überangebot an Eiweiß, fließen die überschüs-
sigen Eiweißbausteine, die Aminosäuren, in die Energiegewinnung. Als eines der Abfallprodukte entsteht
dabei Harnstoff, den der Körper über die Nieren aus-
scheidet.

»Es wird immer wieder davor gewarnt, dass eine zu
große Eiweißzufuhr durch den Harnstoff den Nieren
schadet«, sagt Platen. »Bei gesunden Menschen mit gesunden Nieren gibt es jedoch keinen Beleg für eine solche Wirkung.« Die Medizinerin schätzt das Risiko einer
Überdosierung als gering ein: »Zumindest wenn es sich
um eine begrenzte Phase handelt, ist auch eine deutlich

höhere Eiweißzufuhr, als der Körper tatsächlich in Muskulatur umsetzen kann, nicht schädlich.«

Magermilch statt teures Pulver

Davon abgesehen empfiehlt Platen, den Eiweißbedarf vor allem mit Fleisch, Gemüse, Getreide und Co. zu decken, statt zu Pulvern und Riegel zu greifen – vor allem, um das Portemonnaie zu schonen. »Um einen bestmöglichen Muskelaufbau zu gewährleiten, sollten die Inhaltsstoffe der Nahrungseiweiße denen entsprechen, die in der Muskulatur stecken«, sagt Platen. Das Nahrungseiweiß sollte also eine hohe biologische Wertigkeit haben. »Wenn das passt und die Menge stimmt, benötigt man auch keine Nahrungsergänzungsmittel.«

Ein Lebensmittel, das über diese hohe biologische Wertigkeit verfügt, ist das Muskelfleisch vom Rind. Vegetarier können sich die notwendigen Aminosäuren aber auch anders zusammenkombinieren, die Verbindung von Kartoffeln und Ei gilt dabei als Spitzenreiter. »Momentan ist auch Magermilch nach dem Trainingsreiz sehr en vogue«, sagt Platen. Ein Nahrungsergänzungsmittel mit einem guten Mix aus Molkeproteinen schade aber auch nicht. »Das kann jeder für sich entscheiden, wie er das will und wie der Geldbeutel es hergibt.«

▶▶ FAZIT: Das Eiweiß nach dem Training ist tatsächlich wichtig für den Muskelaufbau. Dabei kommt es auf drei Dinge an: Die Eiweißbausteine sollten denen des Muskeleiweißes ähneln, es sollte in mehreren, zeitlich versetzten Häppchen nach dem Training gegessen werden und viel hilft tatsächlich vor allem bei Anfängern viel.

Sonderfall Ausdauertraining

Beim Ausdauertraining kommt es im Gegensatz zum Krafttraining vor allem darauf an, dass die Kohlenhydratspeicher, die den Körper mit Energie versorgen, gut gefüllt sind. »Deshalb sollte man als Ausdauersportler auch primär auf die Kohlenhydratzufuhr achten«, sagt Petra Platen, Leiterin des Lehrstuhls für Sportmedizin und Sporternährung an der Ruhr-Universität Bochum. Sind die Kohlenhydratspeicher leer, etwa nach einer besonders intensiven Trainingseinheit, zapft der Körper auch die Eiweißreserven vermehrt an und nutzt Aminosäuren zur Energiegewinnung.

»Ausdauersportler haben deshalb im Vergleich zur Gesamtbevölkerung einen etwas erhöhten Eiweißbedarf«, sagt Platen. Allerdings ist dieser lange nicht so stark gesteigert wie bei Kraftsportlern. Die Expertin empfiehlt, bei intensivem Ausdauertraining statt der empfohlenen 0,8 Gramm Eiweiß pro Tag und Kilogramm Körpergewicht zwischen 1,2 und 1,5 Gramm Protein aufzunehmen. »Als

Breitensportler, der zwei- bis dreimal die Woche laufen geht, kommt man aber auch mit den grundlegenden Empfehlungen aus«, sagt die Medizinerin. Voraussetzung sei allerdings immer, dass die aufgenommen Eiweiße denen in den Muskeln ähneln.

Sollte man Verstauchungen mit Wärme oder Kälte behandeln?

Das Gelenk schwillt an, manchmal kommt noch ein Bluterguss dazu und mit Sport ist erst einmal Schluss. Verstauchungen sind lästig, aber wie wird man sie am besten wieder los? In Sachen Wärmflasche oder Eisbeutel existiert eine klare Tendenz.

Umknicken, verknacksen, vertreten, zerren – allein die Vielzahl an Begriffen lässt erahnen, wie häufig und vielfältig Verstauchungen sind. »Jeder hatte schon mal eine«, sagt Michael Paul Hahn, Direktor der Klinik für Unfallchirurgie und Orthopädie am Klinikum Bremen-Mitte, und schließt auch sich selbst nicht aus. Meist trifft die Verletzung Hand- oder Fußgelenke und bereitet vor allem eines: Schmerzen. Positives mit einer Verstauchung verbindet wohl nur, wer spazierwütige Eltern hatte – ebnete sie doch den Weg direkt vor den Fernseher.

»Von einer Verstauchung spricht man, wenn die Gelenkkapsel überdehnt wird«, erklärt Hahn. Häufig seien zusätzlich Bänder gezerrt. Manchmal bildet sich ein Bluterguss, auch Hämatom genannt, eigentlich immer schwillt das betroffene Gelenk an. »Die Schwellung entsteht, weil Flüssigkeit in das verletzte Gewebe eingelagert wird«, sagt Hahn. Diese enthält Botenstoffe, die eine Entzündung auslösen. »Gleichzeitig ist das Hämatom eine Art innere Schiene, die den verletzen Knöchel stabilisieren und vor weiterer Belastung schützen soll«, erklärt der Experte.

Ob Wärme oder Kälte besser gegen akute Knöchelverstauchungen hilft, fassten amerikanische Ärzte um Chris Thompson vom Valley Medical Center in Renton, US-Bundesstaat Washington, 2003 in einem Übersichtsartikel[14] zusammen. Sie fanden lediglich eine, zudem kleine Studie, die Eispackung und Wärmflasche direkt miteinander verglich. Darin hatten Wissenschaftler rückblickend ausgewertet, wie sich die Verstauchung von 32 Patienten einer Sportklinik je nach Behandlung entwickelt hatte.

Kälte friert Schmerz ein

Die Patienten, die innerhalb der ersten 36 Stunden nach der Verletzung mit Kälte behandelt worden waren, konnten schneller wieder laufen, Treppen steigen, rennen oder ohne Schmerzen springen. Verletzte mit dem schwersten Grad einer Verstauchung, bei denen Bänder gerissen waren, erholten sich nach der Eisbehandlung nach 13 Tagen, die Vergleichsgruppe mit einer Wärmebehandlung nach 30. »Keine Studie spricht für eine schnellere Regeneration durch Wärme zu irgendeinem Zeitpunkt der akuten Behandlung«, resümieren Thompson und Kollegen. Zudem wiesen Studien darauf hin, dass die Eistherapie die Schwellung reduzieren könne, das sei wissenschaftlich aber nicht eindeutig nachgewiesen.

Schaut man sich an, wie Kälte auf den Körper wirkt, scheint die abschwellende Wirkung jedoch plausibel: »Wenn es kalt wird, ziehen sich die Blutgefäße zusammen«, erklärt Hahn. »Dadurch werden weniger Entzündungsbotenstoffe ausgeschüttet und das Risiko für einen Bluterguss verringert.« Hinzu komme, dass Kälte den Schmerz betäubt – zum einen, weil weniger Botenstoffe die Nerven reizen, zum anderen, weil diese das Schmerzsignal schlechter weiterleiten können.

Fit sein hilft beim fit bleiben

Die Eisbehandlung ist Bestandteil der sogenannten PECH-Regel für Muskel- und Gelenkverletzungen: Pause, Eis, Compression, Hochlagern. Der extrem enge Kompressionsverband soll dabei verhindern, dass sich Blutungen und Schwellungen ausbreiten. Allerdings sei der Nutzen noch nicht abschließend geklärt, schreiben Forscher um Gino Kerkhoffs vom Academic Medical Center in Amsterdam in einem Übersichtsartikel[15] von 2012. Hochlagern wird vor allem bei Fußverletzungen empfohlen. Am besten ist es, das Bein über Herzhöhe abzulegen, damit das Blut leichter von den Füßen in Richtung Herz zurückfließen kann.

»Anschließend an die akute Behandlung einer Verstauchung ist die Frage nach Wärme oder Kälte Geschmackssache«, sagt Hahn. Gerade bei chronischen Beschwerden bevorzugten viele Patienten warme Umschläge. Wärme fördert die Durchblutung, sodass zerstörtes Gewebe schneller abtransportiert und neues leichter aufgebaut werden kann. Wenn die Verletzung dagegen heiß sei und poche, sei Kälte besser geeignet. »Wenn man bei der Verletzung ein unangenehmes Geräusch hört oder das Gelenk anschließend völlig instabil ist, sollte man zum Arzt gehen«, sagt Hahn. Dann könne die Achillessehne oder ein Band gerissen sein und eine gezieltere Behandlung nötig werden.

Sportarten mit abrupten Richtungswechseln bergen ein erhöhtes Verstauchungsrisiko, aber auch Wandern oder Bergsteigen in unebenem Gelände lässt die Gelenke leicht umknicken. »Zur Vorbeugung sollte man auf gescheites Schuhwerk achten«, empfiehlt Hahn. »Und warm machen ist auf jeden Fall sinnvoll.« Das setze die Muskeln unter Spannung und stabilisiere dadurch die Gelenke. Wer insgesamt gut trainiert sei, habe zusätzlich ein geringeres Verletzungsrisiko. Positiver Nebeneffekt: Regelmäßige Bewegung stärkt auch das Herz-Kreislauf-System. Vielleicht waren da sogar die Familienspaziergänge für etwas gut.

▶▶ **FAZIT:** Um die Entzündung und den Schmerz einzudämmen, hilft direkt nach der Verstauchung Kälte eindeutig besser als Wärme. Im späteren Verlauf ist die richtige Behandlung Geschmackssache. Gut ist, was sich gut anfühlt.

Kühltechnik im Detail: Kühlen, Pause, Kühlen

Bei der Therapie mit Eisbeuteln wird üblicherweise alle zwei Stunden 20 Minuten lang gekühlt. Eine Studie[16] aus dem Jahr 2006 im *British Journal of Sports Medicine* mit mehr als 80 Patienten kam zum Ergebnis, dass zehn Minuten kühlen, zehn Minuten warten, zehn Minuten kühlen und dann wieder zwei Stunden Pause den Schmerz noch effektiver lindert. Die Therapie wurde in den ersten 72 Stunden nach der Verletzung angewendet. Wichtig beim Kühlen mit Eis ist, dass man ein Tuch um das Kühlpack legt, um die Haut vor Erfrierungen zu schützen.

Nimmt man besser ab,
wenn man abends nichts mehr isst?

Schokolade ist einfach zu lecker, um andauernd darauf zu ver-
zichten, genauso wie Erdbeerkuchen oder ein leckeres Steak.
Doch wie bleiben da die Kilos unter Kontrolle? Und was bringt
der ständig genannte Tipp, abends nichts mehr zu essen?

Zumindest eine kleine Entschuldigung gibt es: Unsere
moderne Gesellschaft trägt eine Teilschuld am Dilemma.
Busse, Bahnen, Autos, Tiefgaragen und Fahrstühle laden
dazu ein, kaum einen Meter zu Fuß zurückzulegen. Die
Lehne des Bürostuhls ist ergonomisch geformt, damit
der Rücken das stundenlange Sitzen erträgt. Und als
wäre das noch nicht genug, lockt an jeder Straßenecke
eine Eisdiele mit neuen Karamell-Schokoladenkeks-
Kreationen, duftet der salzig-fettige Döner aus der Bude.

In diesem Umfeld aus Bewegungsmangel und Versu-
chungen muss jeder seinen eigenen Weg finden, ein ge-
sundes Gewicht zu halten. Wie schwierig das ist, zeigen
die vielen verschiedenen Tipps und Mythen, die sich rund
ums Abnehmen und Gewichthalten ranken. Der abend-
liche Essensverzicht zählt dabei zu den meistgenannten.

Der Tipp scheint logisch: Wer abends nichts mehr isst,
isst weniger – und nimmt damit ab. Vielen reicht diese
Erklärung jedoch noch nicht aus. Sie hoffen auf einen

Bonuseffekt durch den Stoffwechsel: Abends essen macht in ihren Augen dick, weil man sich danach weniger bewegt und die Kalorien deshalb direkt auf den Hüften landen. Tatsächlich gibt es einige wissenschaftliche Studien, die sich dieser Hypothese angenommen haben. Die Hinweise auf einen Zusammenhang zwischen der Essenszeit und dem Gewicht stammen jedoch vor allem aus Tierversuchen.

Schichtarbeiter sind oft dicker

Im Jahr 2012 etwa fütterte eine Forschergruppe um Garret FitzGerald von der University of Pennsylvania eine Gruppe Mäuse tagsüber, eine andere nachts. Die Art des Futters und die Portionen waren die gleichen, schreiben die Wissenschaftler im Fachmagazin *Nature Medicine*.[17] Allerdings legten die eigentlich nachtaktiven Mäuse, die bei Licht gefüttert wurden, mehr Gewicht zu als ihre im Dunkeln mampfenden Artgenossen.

Ähnliche Studien fehlen bisher beim Menschen, in dieser radikalen Form wären sie wohl auch nicht möglich. Stattdessen basiert die Annahme, dass nächtliches Essen dick macht, beim Menschen vor allem auf Beobachtungen: Schichtarbeiter etwa, die zu untypischen Zeiten essen müssen, leiden häufiger unter Übergewicht. Allerdings hat auch Schlafmangel einen Einfluss darauf, wie viele Fettreserven der Körper für schlechte Zeiten auf der Hüfte einlagert.

Weitere Argumente für den Tipp, abends nichts mehr zu essen, stammen aus Diätexperimenten. Israelische Forscher der Tel Aviv University beispielsweise starteten 2013 eine Studie[18] mit mehr als 90 übergewichtigen Frauen. Die eine Hälfte ließen sie morgens weitgehend hungern (200 Kilokalorien zum Frühstück), mittags etwas essen (500 Kilokalorien) und abends schlemmen (700 Kilokalorien). Bei der anderen Gruppe vertauschten sie die morgendlichen und abendlichen Kalorienrationen.

Nach zwölf Wochen hatte die Gruppe mit dem üppigen Frühstück tatsächlich deutlich mehr Gewicht verloren als die Abendessensgruppe. Wie sich die Verteilung der Pfunde nach der Studie weiterentwickelte und wie erfolgreich die Frühstücksdiät langfristig war, ist allerdings fraglich. Um die Diätmethode aus wissenschaftlicher Sicht zu empfehlen, reichen die Ergebnisse deshalb nicht aus.

Kein Zwang für eine Diätmethode

»Die Studien zu dem Thema wurden bisher alle unter sehr künstlichen, experimentellen Bedingungen durchgeführt«, sagt Susanne Klaus, die am Deutschen Institut für Ernährungsforschung den Energiestoffwechsel erforscht. »Meiner Meinung nach konnte noch nicht wissenschaftlich belegt werden, dass es beim Abnehmen generell hilft, abends etwas wegzulassen.«

Statt sich dem Zwang für eine Diätmethode zu unterwerfen, rät die Forscherin, auf die eigenen Vorlieben zu hören. »Manchen Leuten fällt es leichter, abends weniger zu essen«, sagt Klaus. Andere Menschen hingegen sind sogenannte Eulen. Sie benötigen morgens mehr Zeit, um in den Tag zu starten, haben dann noch wenig Appetit und können eher beim Frühstück sparen. Im Vergleich zu den Frühaufstehern, den Lerchen, verschieben sich bei ihnen Konzentrationshöhepunkt und ein Großteil der Mahlzeiten in die späteren Stunden des Tages.

Für den Stoffwechsel ist das kein Problem, glaubt Klaus: »Ob man zu den Lerchen oder Eulen zählt, ist eine individuelle Veranlagung. Mit dem Rhythmus passt sich alles an, was mit Verdauung, Magen-Darm und Appetithormonen zu tun hat«, sagt sie. Auch die Annahme, dass abendliches Essen durch den Insulinspiegel dick macht, kann Klaus nicht bestätigen. Mit Insulin schleust der Körper Kohlenhydrate zur Energiegewinnung aus dem Blut in die Zellen. Am Abend sinkt der Spiegel des Hormons, dann zieht der Körper seine Energie eher aus den Fettdepots. Essen am Abend wirkt diesem fettschmelzenden Insulintief entgegen.

»Ich denke trotzdem, dass es immer auf die gesamte Kalorienmenge ankommt«, sagt Klaus. »Wer tagsüber viel isst und abends nichts mehr, lagert dann halt das Fett eher tagsüber ein, das er abends wieder abbaut.« Dass spätes Essen nicht unbedingt dick macht, zeigt auch der Blick in unsere Nachbarländer. »Die Spanier zum

Beispiel essen sehr spät abends und sind auch nicht dicker als wir«, sagt Klaus. Ähnlich sei es bei den Franzosen, die wenig frühstückten und dafür eher abends schlemmten.

Diät: Warum nicht einfach bei den Getränken sparen?

Über Erfolg oder Scheitern verschiedener Diättipps entscheidet laut der Forscherin vor allem ein simpler, oft aber zu wenig berücksichtigter Faktor: Diäten können nur dann funktionieren, wenn die Abnehmwilligen es schaffen, sie auf lange Sicht durchzuhalten. Den einen Supertipp, der bei jedem einfach wirkt, den gibt es leider nicht.

Wer immer gerne Schokolade gegessen hat, kann nicht auf einmal sein Leben lang darauf verzichten. »Dann kommt irgendwann der Heißhunger und mit ihm kommen die Schuldgefühle«, sagt Klaus. »Die wiederum verursachen Stress und Stress macht wieder Hunger auf Süßes.« Stattdessen muss sich jeder selbst fragen, wo er am leichtesten einsparen kann.

»Im Prinzip funktioniert so ziemlich jede Diät«, so Klaus. Dies liege aber – wenn überhaupt – kaum an einer besonderen Wirkung auf den Stoffwechsel. »Viel wichtiger ist, dass die Diät die Menschen dazu bringt, bewusster zu essen und dadurch die Energiezufuhr zu reduzieren«, sagt Klaus. »Unterm Strich zählt beim Abnehmen immer nur, dass weniger Energie aufgenommen wird als verbraucht.«

Als guten und oft einfach umsetzbaren Ansatzpunkt empfiehlt die Expertin, neben den Essens- auch die Trinkgewohnheiten zu überdenken. Vor allem Wein und Bier, die gerne zum Abendessen gereicht werden, bringen durch den Alkohol viel Energie mit sich. Aber auch ein halber Liter Cola enthält mehr als 50 Gramm Zucker und damit mehr als 200 Kilokalorien – so viele, wie ein Drittel einer Tafel Vollmilchschokolade.

FAZIT: Die Rechnung ist einfach: Wer weniger Energie aufnimmt als er verbraucht, der nimmt ab. Abends auf Essen verzichten, kann dabei helfen. Trotzdem sollte sich niemand in ein Diätkorsett zwängen, das ihm nicht passt. Wer abends gerne isst und dafür beim Frühstück verzichtet, macht auch nichts verkehrt.

Wirkt Magnesium gegen Muskelkrämpfe?

Die Zehen ziehen sich nach oben, die Wade schmerzt so sehr, dass laufen nicht mehr geht. Muskelkrämpfe treffen jeden, vom Profisportler bis zum Rentner. Bringt Magnesium Entspannung?

Es ist das Viertelfinale der Fußballweltmeisterschaft 2006, Deutschlands Sommermärchen. Ein Spiel, das den kollektiven Herzschlag der Nation in die Höhe treibt, die Hände Tausender mit Schweiß benetzt. Argentinien führt 1 : 0, doch die Klinsmann-Elf bäumt sich auf, sie rennt und rennt und rennt. In der 77. Minute springt Miroslav Klose in die Höhe, sein Kopf trifft den Ball. 1 : 1.

Klose jubelt, und humpelt drei Minuten später vom Platz. Seine Muskeln in der Wade gehorchen ihm nicht mehr. Wenig später sinkt auch der Kapitän Michael Ballack zu Boden, die Muskeln in seiner Wade haben sich zu einem harten Streifen verkrampft. Minutenlang muss er behandelt werden, am Ende trifft er trotzdem beim Elfmeterschießen. Deutschland ist im Halbfinale.

Was die beiden Spieler in diesen Momenten an Angst und Freude durchlebt haben, kann wohl kaum jemand richtig nachfühlen. Die Schmerzen aber, die sie zu Boden gezwungen haben, kennen die meisten Deutschen. Muskelkrämpfe zählen zu den Volksleiden. Neben Momenten der extremen Belastung treten sie häufig auch ohne eine erkennbare Ursache in Ruhephasen auf, seltener können Medikamente oder Krankheiten Ursache der Beschwerden sein.

Weitverbreitet, kaum erforscht

Obwohl Muskelkrämpfe weitverbreitet sind, kann die Wissenschaft bis heute viele Fragen zu ihrer Entstehung und Behandlung nicht beantworten. Stattdessen existieren Mythen, Anekdoten und Ratschläge für den Umgang mit Muskelkrämpfen. Der bekannteste und am weitesten verbreitete ist der Magnesium-Tipp. Hätten die beiden Fußballer vor dem Spiel besser noch eine Tablette geschluckt?

Magnesium zählt zu den wichtigsten Mineralstoffen für den menschlichen Körper, es steckt unter anderem in Nüssen, Bananen, Milch, Vollkornprodukten und Gemüse wie Grünkohl. Im Körper übernimmt es als Elektrolyt, das elektrischen Strom leiten kann, eine wichtige Rolle bei der Steuerung der Kommunikation von Nerven und Muskeln. Wem es an Magnesium mangelt, der entwickelt Muskelkrämpfe. Es wäre also plausibel, dass Magnesium Krämpfen entgegenwirkt.

Tatsächlich rät sogar die medizinische Leitlinie der Deutschen Gesellschaft für Neurologie dazu, Patienten bei Muskelkrämpfen Magnesium zu empfehlen. Grund ist allerdings nicht, dass die Wirkung des Magnesiums so gut nachgewiesen ist. Es liegt daran, dass nebenwirkungsarme Alternativen fehlen.

»Das muss man pragmatisch sehen«, erklärt Rainer Lindemuth, der in Siegen in einer Gemeinschaftspraxis für Neurologie und Psychiatrie arbeitet und die Leitlinie federführend erstellt hat. »Es gibt nur wenige Behandlungsoptionen, Magnesium kostet nicht viel, und in der empfohlenen Dosierung ist es üblicherweise gut verträglich.« Das Einzige, was bei Überdosierungen in der Regel droht, ist Durchfall. Patienten mit Nierenfunktions- und mit Herzrhythmusstörungen allerdings müssen mit der Einnahme vorsichtig sein.

Hype durch einen Artikel über eine Tennisspielerin von 1983

Auslöser des Magnesium-Hypes bei Muskelkrämpfen war vor allem ein Fachartikel aus dem Jahr 1983. Damals berichteten Forscher im Journal *Physiology of Sports Medicine* von einer Tennisspielerin, die beim intensiven Training im Freien immer Krämpfe bekam und unter Magnesiummangel litt. Mit Dosen von 500 Milligramm Magnesium pro Tag verschwanden ihre Krämpfe wieder. Seitdem untersuchten mehrere kleine Studien die Wirkung von Magnesium auf Muskelkrämpfe.

2012 trugen Forscher um Scott Garrison von der University of British Columbia die Ergebnisse der Untersuchungen zusammen.[19] Ihr Fazit war ernüchternd: Bei älteren Menschen mit nächtlichen Krämpfen wirkte Magnesium kaum besser als ein Scheinmedikament. Bei Schwangeren, die ebenfalls häufiger von Krämpfen betroffen sind, kamen Studien zu widersprüchlichen Ergebnissen. Und zu Muskelkrämpfen bei Sportlern gab es keine aussagekräftigen Untersuchungen.

Andere Annahmen zu Krämpfen beim Sport entpuppten sich in Studien hingegen als Mythen. So ist immer wieder zu lesen, dass Krämpfe durch Schwitzen und einen Flüssigkeitsmangel des Körpers entstehen. Diese Hypothese konnten Studien widerlegen, schrieben Wissenschaftler um Martin Schwellnus von der University of Capetown 2008 in einem Fachartikel[20] zu Muskelkrämpfen bei Athleten. Dasselbe gilt bei Sport für den Elektrolytspiegel im Blut. Belegt ist nur, dass Muskelkrämpfe besonders häufig auftreten, wenn Sportler wie die Fußballer im WM-Spiel an ihre Grenzen gehen und der Muskel ermüdet.

Bei Krämpfen hingegen, die durch den Flüssigkeitsmangel bei einer Dialyse entstehen, sieht es anders aus: Hier kann ein Ersatz des fehlenden Volumens mit Kochsalzlösungen schnell helfen. Die Beispiele zeigen, wie verschieden die Auslöser von Krämpfen sein können und wie verschieden ihre Behandlung.

Irrwege und das Magnesium-Rätsel

Wahrscheinlich sind die Krämpfe die Folge einer misslungenen Kommunikation zwischen Nerv und Muskel. Die Muskelfasern ziehen sich extrem zusammen und verharren Sekunden bis Minuten in dieser Situation. Treffen kann es grundsätzlich jeden Muskel im Körper, Wade und Fuß sind – wahrscheinlich aufgrund der großen Belastung – prädestiniert. »Wenn der Muskel krampft, hilft als Sofortmaßnahme, ihn zu dehnen oder seinen Gegenspieler anzuspannen«, sagt Lindemuth. Schmerzt etwa die Wade, muss der Fuß zum Körper gezogen werden.

Ansonsten sollte jeder Krampfgeplagte selbst ausprobieren, ob Magnesium bei ihm wirkt. Es gibt zwar auch ein Mittel, das sicher bei Krämpfen hilft: ein Extrakt des Chinarindenbaums. Dieser ist jedoch ein gutes Beispiel dafür, dass auch pflanzliche Mittel Nebenwirkungen haben können: Das Chininsulfat kann das Blut verändern und zu tödlichen Herzrhythmusstörungen führen. Deshalb sollte Chinin nur unter ärztlicher Aufsicht eingenommen werden. Da ist es besser, Krämpfe als einen in der Regel gutartigen Defekt des Körpers zu akzeptieren – und einfach auf die Wirkung des Magnesiums zu hoffen. Bei häufigen Muskelkrämpfen sollte der Hausarzt befragt werden.

➠ FAZIT: Ob Magnesium bei Krämpfen hilft, ist fraglich. Das Mineral hat allerdings in normalen Dosierungen kaum Nebenwirkungen und kann deshalb ohne große Bedenken ausprobiert werden. Ansonsten bleiben bei Krämpfen nur zwei Dinge: dehnen und warten.

KAPITEL 4

Omi hat's gewusst – die Hausmittelklassiker

Wird man krank, wenn man zu dünn angezogen ist?

Kälte bringt Erkältungen, argumentiert Omi einleuchtend. Die Wissenschaft aber zeigt, dass der Zusammenhang nicht so einfach ist, wie er klingt.

Schon der Name deutet darauf hin, dass eine Erkältung etwas mit Kälte zu tun haben könnte – und das gleich in mehreren Sprachen. Im Englischen sagt man »cold«, im Französischen »refroidissement« (»avoir froid« heißt frieren) und »el restfrío« im Spanischen. Kein Wunder, dass sich der Spruch »Zieh dich warm an, sonst erkältest du dich« in den Standardsprachgebrauch geradezu eingebrannt hat. Kälte gleich Erkältung – so einfach ist es dann aber doch nicht.

Fest steht: Kalte Temperaturen können dem Körper gehörig zusetzen. Bei einer zu geringen Körpertemperatur arbeiten Zellen, Gewebe und Organe nicht mehr in normaler Geschwindigkeit und Qualität. Der Körper wird geschwächt.

Normalweise beträgt die Temperatur im Inneren unseres Körpers etwa 37 Grad Celsius. Gesteuert wird sie von der Temperaturzentrale im Gehirn, die den Istwert im gesamten Körper erfasst und regelt: Ist uns zu warm, weiten sich die Gefäße, sodass die Wärme an die Körperoberfläche strömt und über die Haut abgegeben werden kann. Wird es kalt, ziehen sich die Gefäße zusammen, um die Wärme zu speichern. Oberstes Ziel der Regelzentrale ist es dann, die Temperatur im Inneren des Körpers so lange wie möglich aufrechtzuerhalten und damit Herz und Lunge bestmöglich zu schützen.

Organismus auf Sparflamme

Sinkt die Körpertemperatur dennoch, lässt die Funktion des Körpers allmählich nach. Muskeln werden steif, die Durchblutung wird immer schlechter, die Kommunikation zwischen Zellen und Organen friert regelrecht ein. Wie sich das auf das Immunsystem auswirkt, zeigt eine kuriose Behandlungsmethode bei Herzstillstand. Um Hirnschäden zu vermeiden, kühlen Mediziner die Körper der Patienten auf 34 bis 32 Grad Celsius herunter. Eine Auswertung von 23 Studien[21] zu der Kältetherapie zeigte, dass sich solche Patienten häufiger eine Lungenentzündung einfangen als solche, die nach der Reanimation ihre natürliche Körpertemperatur behalten.

Direkt übertragen auf die winterliche Kälte vor der Haustür lässt sich das allerdings nicht. »Dass eine leichte Unterkühlung durch unzureichende Kleidung die Ansteckungsgefahr erhöht, ist nicht nachgewiesen«, sagt Walter Haas von der Abteilung für Infektionsepidemiologie am Robert Koch-Institut (RKI) in Berlin. Entscheidend sei, ob man mit Krankheitserregern in Berührung kommt. Im Fall einer Erkältung handelt es sich dabei typischerweise um Rhinoviren. »Sie sind von Oktober bis April besonders häufig«, so Haas. Der Grund dafür: Im Winter überstehen die Viren längere Zeiten ohne einen Wirt, mehr Menschen erkranken, die wiederum andere anstecken.

Zusätzlich in die Karten spielt den Viren unser Verhalten: Im Winter verbringen wir mehr Zeit gemeinsam in geschlossenen Räumen, fahren häufiger mit öffentlichen Verkehrsmitteln als mit dem Rad. Durch Heizungsluft trocknen die Schleimhäute in Nase und Rachen aus, sodass die Viren sich bequemer einnisten können. »Die Ansteckungsgefahr ist im Winter insgesamt erhöht«, so Haas. »Warme Kleidung kann daran nichts ändern.« Zu allem Überfluss verändern sich Grippe- und Erkältungsviren schnell und das Immunsystem hat keine Chance, sich anzupassen.

Behandlung sinnlos

»Letztlich entscheidet unser gesamter Lebensstil darüber, wie effektiv sich der Körper gegen Erkältungsviren, denen wir im Winter zwangsläufig begegnen, zur Wehr setzen kann«, sagt Andreas Gerstner, Chefarzt der Hals-, Nasen- und Ohrenklinik am Klinikum Braunschweig. Eine Infektion muss nicht zwangsläufig auch zu einer Erkrankung führen. Gesunden empfiehlt Gerstner sogar, bei schlechtem Wetter nach draußen zu gehen und körperlich aktiv zu werden, auch wenn Hände und Füße dabei etwas frieren. Solange die Kleidung die Körpermitte warm hält, droht keine Gefahr.

»Bewegung an der frischen Luft, viel frisches Obst und Gemüse, ausreichend Schlaf und der Verzicht auf Alkohol und Zigaretten halten den Körper gesund, sodass er sich besser gegen Krankheitserreger wehren kann«, so Gerstner. »Es kommt auf das Gesamtpaket an.« Ansonsten hilft nur, Abstand zu Erkälteten zu halten, regelmäßig zu lüften und sich die Hände zu waschen. Medikamente, die die Erkältungsverursacher wirksam bekämpfen, gibt es nicht. Antibiotika können gegen Viren nichts ausrichten, auch wenn sie nach wie vor häufig bei Schnupfen verschrieben werden. Das Wohlbefinden lässt sich dagegen mit Hausmitteln wie Tees oder Dampfbädern verbessern. So oder so dauert die Erkältung etwa sieben Tage lang.

➠ **FAZIT: Warme Kleidung kann Erkältungsviren nicht abhalten. Dagegen senkt ein insgesamt gesunder Lebensstil das Krankheitsrisiko: Neben ausgewogener Ernährung und ausreichend Schlaf können dazu auch ausgiebige Winterspaziergänge beitragen – mit einer Tasse heißer Schokolade danach. Etwas Sünde muss erlaubt sein.**

Körper und Kälte

Das Temperatursystem des Körpers hält einiges aus. Selbst bei Minustemperaturen kann der Körper seine Kerntemperatur leicht bekleidet zehn bis fünfzehn Minuten lang halten. Dann zittern wir, um die letzte Energie aus den Muskeln zu holen und Wärme zu erzeugen. Arme und Beine werden kalt und lassen sich nicht mehr so gut bewegen, aber wichtige Organe wie Herz und Lunge sowie das Rückenmark bleiben warm. Ab einer Körperkerntemperatur von 35 Grad Celsius sprechen Mediziner von einer Unterkühlung. Die Muskeln werden steif, ab 30 Grad Celsius arbeitet das Gehirn nur noch langsam, bis die Betroffenen das Bewusstsein verlieren. Unter 30 Grad Celsius schlägt das Herz nur noch zwei- bis dreimal in der Minute, Puls und Atem sind kaum noch messbar. Die niedrigste Körpertemperatur, die ein Mensch Berichten von Ärzten zufolge je überlebt hat, lag bei etwa 13 Grad Celsius. Ein siebenjähriges Mädchen aus Schweden soll diese extreme Kälte im Dezember 2010 überstanden haben, nachdem es ins Meer gefallen und beinahe ertrunken war.

Verursacht Kalziummangel weiße Flecken auf den Nägeln?

Nägel gelten als Aushängeschild für Körperhygiene. Verraten sie auch Details über die Ernährung und Nährstoffmängel?

Schneiden, feilen, polieren und nach Lust und Laune mit einer schicken Farbe bepinseln – Nagelpflege kann viele Formen annehmen. Bei manchen Menschen reichen ein paar beherzte Schnitte mit der Nagelschere, andere verbringen viel Zeit mit einem riesigen Arsenal an Werkzeugen. Eines verbindet sie alle: Gelegentlich tauchen weiße Flecken auf den Nägeln auf. Häufig wird Nährstoffmangel als Ursache vermutet, meist ist die Rede von zu wenig Kalzium, aber auch Eiweiß, Eisen oder Biotin – auch Vitamin H oder Vitamin B7 genannt – sind im Gespräch.

Tatsächlich sind alle diese Stoffe wichtig für gesunde Nägel, die Bestandteil der Haut sind. Die Geburtsstätte der Hornplatten, die Nagelmatrix, liegt unter dem Nagelhäutchen. Ein Teil von ihr schimmert am Nagelanfang als kleiner weißer Halbmond durch. Bestimmte Hautzellen, Keratinozyten, wandern von der Nagelmatrix Richtung Nagelbett, sterben ab und verhärten. Mehr als 100 solcher Schichten aus Keratinschuppen lagern sich dicht übereinander und

bilden die nicht mal einen Millimeter dicke Nagel-
platte.

Nichts als ein bisschen Luft

Gelegentlich jedoch gerät die Hornproduktion am Nagel
durcheinander. »Weiße Flecken auf den Nägeln sind
meist die Folge von kleinen Verletzungen der Nagelmatrix«, erklärt Erwin Schultz, Chefarzt der Hautklinik
am Klinikum Nürnberg. Sie entstehen etwa bei zu gut
gemeinter Maniküre, wenn das Nagelhäutchen stark
zurückgeschoben oder entfernt wird. Auch Stöße auf
den Nagelansatz können die Geburtsstätte des Nagels
vorübergehend beschädigen. »Dann wachsen die Horn-
schichten nicht mehr richtig zusammen, es können sich
Hohlräume und Lufteinschlüsse bilden, die den Nagel
weißlicher erscheinen lassen«, so Schultz. Rechtshänder
haben typischerweise mehr Flecken auf den Nägeln der
rechten Hand, Linkshänder auf denen der linken.

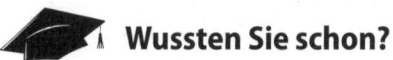 **Wussten Sie schon?**

Nägel wachsen nach Bedarf. Die, die häufig genutzt werden,
sprießen auch am schnellsten: Fingernägel schneller als Fuß-
nägel, Nägel der starken Hand schneller als die der weniger
genutzten und Nägel an langen Fingern schneller als die an
kurzen.

»Bei stärkeren Verletzungen am Nagel können auch weiße Streifen quer über den Nagel entstehen«, sagt Schultz. Auch Fiebererkrankungen oder ein geschwächtes Immunsystem können der Nagelmatrix zusetzen. Ist die Verletzung repariert, wächst der Nagel normal weiter und die weißen Stellen wandern mit. »Mit der Ernährung haben diese Flecken nichts zu tun«, sagt Schultz. Für die Nagelgesundheit insgesamt seien Nährstoffe aber schon wichtig.

Die Mär vom Kalzium

Keratin ist nichts anderes als ein Eiweiß oder Protein, dessen Bausteine zum Teil über die Nahrung aufgenommen werden müssen. Zudem benötigt der Körper B-Vitamine wie Biotin, um einen stabilen Nagel herzustellen. Sie sind unter anderem in Tomaten, Naturreis oder Nüssen enthalten. »Wenn die Ernährung nicht stimmt, werden die Nägel brüchig«, erklärt der Hautarzt. In der westlichen Welt allerdings sei Mangelernährung extrem selten. Nahrungsergänzungsmittel können die Nagelgesundheit daher in der Regel nicht verbessern – eine ausgewogene Ernährung ersetzen sie schon gar nicht.

Im Jahr 2000 etwa ergab eine Studie[22], dass Kalziumpräparate keinen Nutzen für die Nägel haben. Ian Reid von der University of Auckland in Neuseeland hatte damals 683 Frauen über ein Jahr hinweg jeden Tag

Kalziumtabletten oder ein wirkungsloses Scheinmedikament gegeben, wobei die Frauen nicht wussten, welchen Stoff sie nahmen. Das Ergebnis: Die Mehrheit der Frauen fand, dass ihre Nägel glatter und nicht mehr so brüchig waren – unabhängig davon, in welcher Gruppe sie gewesen waren. Ein klassischer Placebo-Effekt. Das Ergebnis der Studie verwunderte Experten kaum: Laut Reid bestehen Nägel nur zu 0,03 Prozent aus Kalzium, das zudem vor allem auf der Oberfläche sitzt.

Wohnung sauber, Nägel futsch

Statt durch Mangelernährung entstehen brüchige Nägel in der westlichen Welt meist durch häufiges Händewaschen, Kontakt mit Reinigungsmitteln und Nagellackentferner. Hinzu kommt die genetische Veranlagung, die mit darüber entscheidet, wie empfindlich die Nägel auf äußere Einflüsse reagieren. Wer brüchige Nägel hat, dem können oft schon Putz- und Spülhandschuhe helfen oder ein gelegentliches Fingerbad in Olivenöl. Positiver Nebeneffekt: Öl und fettige Creme tun auch der Nagelmatrix gut und schützen damit vor weißen Flecken – vorausgesetzt, man schont das Nagelhäutchen auch bei der Maniküre.

Bis die weißen Flecken verschwunden sind und sich der Nagel stabilisiert, muss man allerdings etwas Geduld mitbringen: Es dauert etwa ein halbes Jahr, bis

der Daumennagel einmal ausgetauscht wurde. Fuß-
nägel wachsen noch langsamer. Wenn sich die Sta-
bilität der Nägel trotz ausgewogener Ernährung, rück-
sichtsvoller Maniküre und Wasserschutz nicht bessert,
empfiehlt Schultz: »Wer befürchtet, dass Veränderungen am Nagel körperliche Ursache haben, sollte zum
Arzt gehen.«

▶▶ **FAZIT: Weiße Flecken auf den Nägeln entstehen
durch Verletzungen und nicht durch Kalziummangel.
Eine ausgewogene Ernährung kann immerhin vor brü-
chigen Nägeln schützen – meist sind allerdings Putzmit-
tel und zu viel Wasser für Splitternägel verantwortlich.
Wenn Nägel dauerhaft instabil sind oder sich verformen,
sollte der Arzt einen Blick darauf werfen.**

Nagelveränderungen und ihre Ursache

Längsrillen	Leichte Längsrillen sind eine normale Alters-erscheinung und entstehen ungefähr ab Mitte 30.
Querrillen	Sie entstehen, wenn das Wachstum des Nagels gestört war. Grund hierfür können Verletzungen des Nagelbetts sein, aber auch Infektionskrankheiten mit Fieber oder Magen-Darm-Erkrankungen. Seltener sind Nährstoffmangel oder Vergiftungen die Ursache. Wenn die Nagelveränderungen anhalten und weitere Symptome auftreten, sollte man einen Arzt zu Rate ziehen.

Milchglas-nägel	Milchglasnägel lassen sich an einem fast vollständig weißlich trüben Nagel erkennen, häufig sind sie die Folge von Gefäßveränderungen im Nagelbett. Sie können im Zusammenhang mit einer Leberzirrhose, mit Herzinsuffizienz und Diabetes auftreten. Mit diesem Symptom sollte man zum Arzt gehen.
Dunkle Verfärbungen	Meist handelt es sich um einen Bluterguss, der mit dem Nagel wieder herauswächst. Bleibt der Fleck dauerhaft oder wächst er immer wieder nach, kann es sich im schlimmsten Fall um schwarzen Hautkrebs handeln. Der Nagel sollte dann von einem Hautarzt untersucht werden. Auch manche Medikamente können dunkle Flecken auf den Nägeln verursachen.
Gelbfär-bungen	Besonders häufig sind sie bei Rauchern zu finden, weil sich das Nikotin am Nagel sammelt. Gelbe Flecken, die Öltröpfchen ähneln, können auf eine Schuppenflechte hindeuten. Bei gelbbraunen bis gelbgrauen Nägeln könnte ein Nagelpilz im Spiel sein. Gelblich-verdickte Nägel mit unregelmäßiger Oberflächenstruktur, die nur langsam wachsen, weisen auf chronische Erkrankungen der Atemwege hin. Hier handelt es sich um das sehr seltene Yellow Nail Syndrom. Wie die Veränderungen der Nägel mit den Atemwegen zusammenhängen, ist unklar. Wahrscheinlich ist ein Mangel an Sauerstoff im Gewebe die Ursache. Das sollte sich ein Arzt ansehen.
Uhrglasnägel	Der gesamte Nagel ist deutlich nach außen gewölbt. Ursache ist typischerweise ein chronischer Mangel an Sauerstoff im Gewebe, was auf eine Herz- oder Lungenerkrankung hindeutet. An einem Arztbesuch kommt man damit nicht vorbei.

Löffelnägel	Wie der Name schon andeutet, ist der Nagel hier in der Mitte nach innen gekrümmt, sodass eine Art Mulde entsteht – ähnlich wie bei einem Löffel. Meistens entsteht der Löffelnagel am Daumen. Ursache kann Eisenmangel sein.
Grübchen-nägel, auch Tüpfelnägel genannt	Hier bilden sich kleine Dellen in der Nagel-oberfläche. Meist ist Schuppenflechte die Ursache. Den Verdacht klären kann nur der Arzt.

Schadet Lesen im Dunkeln den Augen?

Eltern warnen Kinder gerne davor, im Dunkeln zu lesen. Standardargument: »Sonst verdirbst du dir die Augen!« Sollte man diesem weitverbreiteten Rat folgen?

Die wichtigsten Requisiten für eine der ersten verbotenen Taten unseres Lebens sind ein spannendes Buch und eine Taschenlampe. Noch die Bettdecke über den Kopf ziehen, und fertig ist das perfekte Verbrechen. Eine Straftat im Sinne des Gesetzes ist Lesen unter der Bettdecke natürlich nicht, von vielen Eltern aber ist es nach wie vor untersagt. Dabei vergessen auch Erwachsene beim gemütlichen Schmökern an verregneten Sonntagen oder an düsteren Bürotagen zu gern, das Licht anzuknipsen.

Die Folgen sind schnell zu spüren: Beim Lesen im Dämmerlicht drohen Kopfschmerzen und gerötete Augen. Kleine Buchstaben im Dunkeln zu entziffern, strengt das Auge an. Der Ringmuskel muss arbeiten, damit sich die Linse auf die Größe der Buchstaben einstellt. Die Farbkontraste werden schwach, und das Bild wird durch die weit geöffnete Pupille etwas unscharf. Schädlich ist das erst mal nicht, wenn sich die Augen über Nacht wieder entspannen können. Sorgen sollte man sich aber auf lange Sicht um etwas anderes: die Kurzsichtigkeit.

Stubenhocker raus

Ursache des Leidens ist ein zu lang gewachsener Augapfel. Und hier spielt Licht tatsächlich eine Rolle: »Aus unseren Experimenten wissen wir, dass helle Beleuchtung das Längenwachstum des Augapfels hemmt«, sagt Frank Schaeffel, der Kurzsichtigkeit an der Universitäts-Augenklinik in Tübingen erforscht.

Für einen Versuch[23] hatten Schaeffel und Kollegen Hühner mit Streulinsen ausgestattet und für vier beziehungsweise fünf Tage schwachem, normalem Laborlicht oder Tageslicht ausgesetzt. Streulinsen dienen normalerweise dazu, in Brillen und Kontaktlinsen Kurzsichtigkeit auszugleichen. Im Experiment regten sie den Augapfel aller Hühner gleichermaßen zum Wachsen an. Das Ergebnis: Die Tageslicht-Hühner veränderten während des Experiments trotz der Linsen deutlich weniger ihre Augäpfel als die Hühner im normalen oder schummrigen Laborlicht, sie waren weniger kurzsichtig geworden.

Auch beim Menschen bestätigten Untersuchungen diese Beobachtung – zuletzt eine Studie[24] von Anfang Januar 2014. Stephen J. Vincent und Kollegen von der Queensland University of Technology hatten 102 Schulkinder mit Lichtsensoren ausgerüstet. Der Vergleich ergab, dass normalsichtige Kinder pro Tag im Schnitt gut zwei Stunden im Tageslicht verbrachten, kurzsichtige Kinder nur etwa eineinhalb Stunden.

 **Wussten Sie schon?**

Sie denken, dass Sie alles, was sich in Ihrem Gesichtsfeld befindet, auch wirklich sehen? Weit gefehlt! Unser Gehirn filtert großzügig heraus, was wir vom Gesehenen tatsächlich wahrnehmen. Ein einfaches Beispiel: Unsere Nase liegt in unserem Gesichtsfeld. Wenn wir nicht bewusst darauf achten, wird sie von unserem Gehirn aber einfach herausretuschiert.

Helligkeit bringt Glück ins Auge

Verantwortlich für den Effekt machen Forscher den als Glückshormon bekannten Botenstoff Dopamin, der bei Helligkeit in der Netzhaut des Auges gebildet wird. »Über Dopamin stellt sich das Auge etwa von Tag- auf Nachtsehen um, und die Substanz sorgt für eine bessere Auflösung am Tag«, erklärt Schaeffel. Gleichzeitig stoppt Dopamin offenbar das Längenwachstum des Augapfels – falls ausreichend Tageslicht vorhanden ist. »Dass wir irgendwann mal den Großteil unserer Zeit in künstlich beleuchteten Räumen verbringen werden, konnte die Natur offenbar nicht wissen«, so Schaeffel.

Gelegentliches Lesen bei Schummerlicht hält er trotzdem für unbedenklich: »In der Regel lesen Kinder unter der Decke nur ein paar Minuten, und dann sind sie müde. Das reicht nicht aus, um das Sehvermögen dauerhaft zu beeinträchtigen.« Ähnlich ist es wohl auch beim Lesen im Dunkeln auf Smartphones oder leuchtenden E-Readern. Das Licht der Geräte ist zu schwach, als dass man nachts längere Zeit entspannt auf ihnen lesen könnte. Für ausgiebige Lesestunden, etwa bei den Hausaufgaben oder der Büroarbeit, empfiehlt sich dann aber doch helle Beleuchtung, auch um die Konzentrationsfähigkeit zu erhalten.

Ob man kurzsichtig wird, hängt letztlich an vielen Faktoren, die sich gegenseitig beeinflussen. Neben ausreichend Tageslicht spielen auch genetische Veranlagung und die Sehgewohnheiten eine Rolle. So haben Personen, die viel an Computern oder vor Büchern sitzen, ein erhöhtes Risiko. Vor allem, wer extrem nah vor seinen Büchern hockt, bekommt wahrscheinlich Probleme. »Beim Lesen auf zu kurzer Distanz entsteht das schärfste Bild etwas hinter der Netzhaut«, erklärt Schaeffel. Der Augapfel wachse dann dem scharfen Bild entgegen und werde zu lang. Dass Leseratten in der Regel auch wenig Tageslicht abbekommen, verstärkt den Effekt.

⏩ FAZIT: Tatsächlich erhöht dauerhafter Lichtmangel das Risiko, kurzsichtig zu werden. Die Lesezeiten unter der Bettdecke sind aber meist zu kurz, als dass sie zur Fehlsichtigkeit führen könnten. Trotzdem sollten Kinder wachsam sein: Wer unter der Decke erwischt wird, dem drohen Fernsehverbot und stärkere Überwachung in den nächsten Nächten.

Hilft Quark bei Sonnenbrand?

Er spannt, er juckt, und er nährt das schlechte Gewissen. Son-
nenbrand, das weiß mittlerweile jeder, erhöht das Krebsrisiko.
Ist die Haut jedoch rot und warm, gilt es, den Schaden mög-
lichst gut zu begrenzen. Wirklich mit Quark?

Eins vorweg: Besser, als einen Sonnenbrand zu bekämpfen, ist natürlich, keinen zu bekommen. Ist der Sonnenbrand erst einmal da, sollte er jedoch so schnell wie
möglich behandelt werden. Denn das, was die meisten
anfangs auf ihrer Haut entdecken, ist lediglich ein Vor-
bote des Übels.

Die meisten werden es kennen: Während sich am
Strand nur ein leichtes Rosa auf den Schultern abzeich-
net, glüht zu Hause unter der Dusche plötzlich der ganze
Nacken in einem satten Rot. In der Regel erreichen die
Beschwerden des Sonnenbrands erst nach 12 bis 24 Stunden ihren Höhepunkt. Grund dafür sind Botenstoffe,
mit der die Haut auf die UV-Strahlung der Sonne reagiert, und die eine Entzündung anheizen.

Auch wenn die moderne Medizin viele wichtige Medikamente hervorgebracht hat, dem Sonnenbrand steht
sie bisher weitgehend hilflos gegenüber. 2004 hatten
Forscher der University of California 40 Studien[25] zur
Wirkung von Medikamenten bei Sonnenbrand ausge-

wertet. Ob Antihistaminika, Antioxidantien, Kortison oder andere Wirkstoffe mit komplizierten Namen, alle konnten die Entzündungsreaktion nicht aufhalten und die Haut nicht vor Schäden schützen.

Therapien, die theoretisch auf den Sonnenbrand einwirken sollten, haben alle keinen bedeutenden Effekt, schrieben auch Forscher der University of Michigan und der University of Texas im Jahr 2000 nach der Auswertung mehrerer Studien.[26] Stattdessen bleibt Sonnenbrandgeplagten nur die Möglichkeit, abzuwarten, bis der Körper die Entzündung allein bekämpft hat, und während der Zeit die Symptome so gut wie möglich zu behandeln. Vor allem Kälte kann helfen, das Jucken, die Rötung und die Schmerzen zu lindern – tatsächlich auch in Form eines kühlschrankkalten Quarks.

Vorsicht bei offenen Wunden

»Ich würde Quark bei Sonnenbrand nicht als Humbug bezeichnen«, sagt Carola Berking, Dermatologin und Oberärztin am Klinikum der Universität München. »Vieles spricht für ihn: Er ist einfach zu erwerben, günstig, leicht anzuwenden und geht, wenn er trocken wird, ohne große Probleme wieder ab.« Solange nur ein simpler Magerquark auf der Haut landet, sieht die Hautärztin auch keine Gefahr durch Nebenwirkungen. »Dann kann es theoretisch nur bei einer Milcheiweißallergie zu einer Reaktion kommen«, sagt Berking.

Zwar gibt es keine Studien, die einen Effekt des Quarks bei Sonnenbrand untersucht haben und somit belegen. Auch gilt es als unwahrscheinlich, dass die Inhaltsstoffe des Quarks den Sonnenbrand lindern. Dünn aufgetragen kann das Milchprodukt die erhitzte Haut jedoch herunterkühlen und dadurch etwas betäuben. Hinzu kommt, dass bei einem Sonnenbrand die Blutgefäße erweitert sind und sich rot unter der Haut abzeichnen. Kälte bewirkt, dass sich die Gefäße wieder zusammenziehen und lindert so die Rötung.

Vorsicht mit der Quarkpackung ist nur bei offenen Wunden oder offenen Blasen geboten. »Dann ist nicht der Quark an sich das Problem, sondern die Finger sind es, über die Bakterien in die Wunde gelangen können«, sagt Berking. »Aus diesem Grund sollte man grundsätzlich nicht an offenen Wunden hantieren.« Auch bei Sonnenbrandblasen warnt die Ärztin davor, sie sich selbst aufzustechen. Sie rät, im Zweifel zum Arzt zu gehen.

Hitzestau unter der Fettschicht

Wer auf Quark verzichten möchte, hat eine Reihe Alternativen zur Auswahl, von feuchten Handtüchern bis hin zum Gelpad. »Im Prinzip hilft alles, was kühlt«, sagt Berking – zumindest, solange man es nicht übertreibt. Eiswürfel sollten nie direkt auf die Haut gelangen. Sonst droht eine Unterkühlung, die zu den gleichen Beschwerden führt wie schon der Sonnenbrand.

»Auch Après-Sun-Lotionen wirken ausschließlich über den kühlenden Effekt«, sagt Berking. Die Cremes enthalten im Vergleich zu typischen Hautlotionen in der Regel weniger Fett, mehr Wasser und eine größere Menge Alkohol. Der niedrige Fettanteil soll vermeiden, dass sich ein Fettfilm auf der Haut bildet, unter dem sich die Hitze staut. »Diese Gefahr besteht sonst aber auch nur bei richtig fettigen, dickflüssigen Cremes, von der Nivea-Creme bis hin zu einem der fettigsten Hautpflegeprodukte überhaupt, der Vaseline«, sagt Berking.

Der Alkohol hingegen verflüchtigt sich kurz nach dem Auftragen. Um von der flüssigen in die gasförmige Form überzugehen, benötigt er Energie, die er der Haut in Form von Wärme entzieht. Den gleichen Effekt können sich Sonnenbrandgeplagte auch zunutze machen, indem sie sich nach der kalten Dusche nur abtupfen, wie es die Amerikanische Gesellschaft für Dermatologie empfiehlt. Dann verdunstet der verbliebene Wasserfilm ebenfalls und kühlt die Haut.

Viel trinken nur in Extremsituationen notwendig

Mit dem Kühlen und dem Meiden jedes weiteren Sonnenstrahls endet jedoch schon die Liste wirklich hilfreicher Mittel. Selbst der gerne genannte Tipp, viel zu trinken, verbessert laut Berking nur selten die Situation. »Bei einem typischen Sonnenbrand ist der Flüssigkeitsverlust nicht so groß, dass übermäßig viel getrunken werden muss«, sagt die Hautärztin. Ausnahmen sind etwa, wenn die Haut bei einem Kind großflächig Blasen schlägt oder jemand stark schwitzend in der Sonne eingeschlafen ist.

Dann meldet sich der Körper fast immer mit Kopfschmerzen. Sie sind in diesem Zusammenhang ein ziemlich sicheres Zeichen, dass der Körper Flüssigkeit braucht und man sofort zum Arzt sollte. Doch selbst der Mediziner kann nur den Flüssigkeitsverlust und die Beschwerden durch den Sonnenbrand behandeln, die Schäden der Haut kann er nicht rückgängig machen. Auch in dieser Hinsicht ist Kühlen bisher das einzige Mittel, das möglicherweise noch etwas schützen kann.

»Es gibt Hypothesen, dass Hitze den genetischen Informationen in den Hautzellen zusätzlich schadet«, sagt Berking. »Diesem Prozess kann Kühlen möglicherweise entgegenwirken. Wenn die Haut aber rot und heiß ist, sind definitiv schon Schäden vorhanden.« Untersuchen Mediziner Gewebeproben sonnenverbrannter Haut, finden sie unter anderem tote Zellen. »Die können nicht mehr schaden«, sagt Berking. »Daneben gibt es aber immer auch Nachbarzellen, die beschadet überlebt haben.« Sie sind es, die vielleicht Jahre, vielleicht Jahrzehnte später zu Krebs führen.

»Deshalb heißt es immer: Die Haut vergisst nie«, sagt Berking.

▶▶ FAZIT: Kühlen ist das Beste, was einem Sonnenbrand passieren kann. Wer möchte, kann sich dabei auch kalten Quark auf die Haut schmieren. Alternativ stehen kalte Wickel bis hin zu speziellen Lotionen zur Auswahl. Teure Salben aus der Apotheke braucht es auf keinen Fall.

Verschlechtert Trinken beim Essen die Verdauung?

»Wasser im Bauch verdünnt die Magensäure und schadet der Verdauung. Zum Essen also lieber nichts trinken«, das rät oft die Verwandtschaft. Kann man der Empfehlung trauen?

»Darf ich schon etwas zu trinken bringen«, fragt der Kellner. Im Restaurant gehört das Getränk zum Essen dazu. Auch zu Hause werden die Gläser selbstverständlich mit auf den gedeckten Tisch gestellt. Aber ist das eigentlich gesund? Folgt man einem altbekannten Volksglauben, sollte man beim Essen lieber die Finger vom Glas lassen. Die Erklärung klingt logisch: Wenn zu viel Flüssigkeit in den Magen gelangt, verdünnt sie die Magensäure. Die Nahrung kann nicht mehr richtig verdaut werden und verstopft den Darm.

Ganz so einfach ist es dann aber doch nicht. Unser Verdauungssystem ist mehr als ein Schlauch mit ein paar Beulen und Säure drin. Die Magensäure zersetzt die Nahrung, Bakterien spalten Proteine mithilfe von Enzymen, und durch Muskelbewegungen in Magen und Darm wird der ganze Brei durchgewalkt. Genau diese unbewussten Muskelbewegungen sind es übrigens, die ein Magenknurren verursachen, wenn nicht mehr genug Nahrung zum Durchkneten da ist.

Sauer, Saurer, Magensäure

Aussagekräftige Studien, die zeigen, wie sich Wassertrinken beim Essen auf den Säuregehalt im Magen auswirkt, gibt es nicht. 2004 untersuchten Forscher[27] aber, inwiefern Wassertrinken auf nüchternen Magen vor einer Operation den pH-Wert im Magen von Übergewichtigen verändert. Sie verglichen 126 Patienten, die keine Magen-Darm-Leiden hatten. Alle bekamen zwei Stunden vor ihrer Operation auf leeren Magen zehn Milliliter Flüssigkeit mit einem Säureindikator, aber nur ein Teil der Patienten trank anschließend weitere 300 Milliliter Flüssigkeit. Den pH-Wert im Magen beeinflusste das Trinken nicht, zeigte die Messung zwei Stunden später.

 **Wussten Sie schon?**

Die Magenschleimhaut erneuert sich ständig und wird ungefähr innerhalb von fünf Tagen einmal ganz ausgetauscht. Alles andere wäre gefährlich, denn wenn die Funktion der schleimbildenden Zellen nachlässt, verdaut die Magensäure den Magen gleich mit.

Nach einer Mahlzeit sieht das anders aus, die Verdauung funktioniert aber trotzdem. Der pH-Wert der Magensäure liegt im leeren Magen ungefähr bei eins. Das bedeutet, dass die Magensäure etwa eine Millionen

Mal saurer ist als Wasser mit einem neutralen pH-Wert von sieben. Nach dem Essen steigt der pH-Wert im Magen auf zwei bis vier. Die Magensäure ist dann verdünnt, aber immer noch sauer genug, um den Nahrungsbrei kleinzukriegen.

Hinzu kommt: Der Magen steuert seinen Säuregehalt nach Bedarf. »Über einen komplexen Rückkopplungsmechanismus liefern Zellen der Magenwand Salzsäure nach, wenn sich der Magen ausdehnt«, erklärt Christian Trautwein von der Deutschen Gesellschaft für Gastroenterologie (DGVS). Auch Kauen kurbelt die Säureproduktion an, genauso wie der Geruch von Essen. Schon der bloße Anblick einer schmackhaften Mahlzeit oder nur der Gedanke daran lassen die Säureproduktion in die Höhe schnellen.

Flüssig flutscht besser

Man müsste also Unmengen Wasser in sich hineinschütten, um die Säure im Magen merklich zu verdünnen. »Das geht gar nicht, weil der Mageninhalt begrenzt ist«, sagt Trautwein. »Mehr als ein bis eineinhalb Liter passen normalerweise nicht hinein.« Fachärzte wären sogar froh, wenn sich die Magensäure durch ein paar Getränke verdünnen ließe. Statt zu wenig Säure macht den Menschen heutzutage nämlich vor allem zu viel Säure zu schaffen – wenn sie beim Sodbrennen aufgestoßen wird.

Besonders ungünstig auf den Säurehaushalt im Magen

wirken sich Stress, Alkohol und Nikotin aus. Der Grund: Sie kurbeln die Säureproduktion an. Wasser, Tee und andere zuckerarme Getränke unterstützten die Verdauung dagegen sogar – egal, ob man vor, während oder nach dem Essen trinkt. Trautwein erklärt: Wenn der Körper ausreichend Flüssigkeit zur Verfügung habe, werde im Darm weniger Wasser zurück in den Körper geholt. Der im Magen vorverdaute Brei rutsche dann besser durch den Verdauungstrakt und könne leichter ausgeschieden werden.

Und aus noch einem Grund hält Trautwein Trinken beim Essen für sinnvoll: »Wir leben im Überfluss«, sagt er. Ein kalorienarmes Getränk zum Essen sei da förderlich, weil es davor schützen könne, zu viel in sich hineinzuschaufeln. »Je größer das Volumen im Magen, desto eher melden die Zellen der Magenwand, dass genug Nahrung angekommen ist.« Das schwächt das Hungergefühl. Dass Wassertrinken generell schlank macht, ist wissenschaftlich aber nicht nachgewiesen.

➤➤ **FAZIT: Die Volksweisheit, dass man beim Essen lieber nichts trinken sollte, ist Quatsch. Ganz im Gegenteil: Flüssigkeit unterstützt die Verdauung. Nur mit Säften, Limos und alkoholischen Getränken sollte man sparsam sein.**

KAPITEL 5

Die kranken Kleinen – Erste Hilfe für verzweifelte Eltern und andere Erwachsene

Brauchen Wunden Luft oder Pflaster?

Aufgeschlagene Knie oder blutige Ellbogen teilen Eltern auf dem Spielplatz in zwei Lager: Die Pflaster-Verfechter und die Anhänger der »Wunden brauchen frische Luft«-Theorie. Wer hat recht?

Knie, Kinn und Ellbogen lesen sich bei vielen wie ein Tagebuch ihrer Kindheit. Narben erzählen vom Rollschuhfahren, bei dem das Kinder-Ich einfach nicht akzeptieren konnte, dass der große Bruder schneller war. Vom Klettern auf dem Kirschbaum, bei dem die süßen Kirschen nicht nur verwurmt waren, sondern einfach zu weit oben hingen. Von der schmerzhaften Rangelei auf dem Aschenplatz.

Während das Betrachten der Spuren bei Erwachsenen nostalgische Gefühle weckt, war ihre Errungenschaft viele Jahre zuvor mit großem Stress verbunden – vor allem für die Eltern. Was tun, damit die Wunde möglichst schnell und sauber verheilt? Geht das besser mit Pflaster oder ohne?

Die Antwort darauf ist komplex und einfach zugleich. Zwar hält sich seit Jahrzehnten der Mythos, dass Wunden an der Luft besser heilen können als unter einem Pflaster. Wissenschaftlich gesehen ist allerdings genau das Gegenteil der Fall. Um das zu verstehen, ist ein genauerer Blick auf die Prozesse bei der Wundheilung nötig.

Kruste wirkt wie ein Gewächshaus

Bei Schürfwunden werden die oberen Hautschichten verletzt, die sonst eine Barriere gegen Krankheitserreger bilden. Schon Minuten, nachdem sich ein Mensch seine Haut aufgerissen hat, beginnt die Heilung. Der Körper lässt das Blut gerinnen und bildet Wundsekret, die Wunde nässt – aus gutem Grund. Das Sekret ermöglicht die Versorgung und Abfallwirtschaft der Wunde. Neben Nähr- und Botenstoffen oder Antikörpern, die es in die Wunde transportiert, trägt es auch Bakterien und abgestorbene Zellteile nach außen, sofern diese nicht bereits über die Lymphflüssigkeit abtransportiert wurden.

Fehlt ein Pflaster, trocknet die Oberfläche der Wunde schnell aus, während sich darunter noch feuchtes Wundsekret befindet. Dieses kann nicht mehr fließen, die Heilung stockt und mit ihr auch die Abfallwirtschaft. »Unter der trockenen Schicht befindet sich dann eine Schicht aus Bakterien, Schmutz und abgestorbenem Gewebe, die nicht mehr abtransportiert wird«, sagt Thomas Horn, Oberarzt für Dermatologie der Helios Klinik Krefeld. »Man kann sich die Wirkung der Kruste ähnlich vorstellen wie die eines Gewächshauses.« Bedeckt man hingegen die Wunde mit einem Pflaster und wechselt dieses regelmäßig, nimmt man immer wieder die obere Sekretschicht mit allem, was sich darin befindet, weg – und damit den Abfall des Körpers.

Horn empfiehlt deshalb, einfache Schürfwunden – vorausgesetzt, sie haben aufgehört zu bluten – zu desinfizieren und mit einem normalen Pflaster zu verschließen. »Ein wenig jodhaltige Salbe oder Ähnliches auf dem Pflaster kann verhindern, dass es kleben bleibt und beim Abziehen schmerzt«, sagt Horn. Erst wenn die Wunde keine Feuchtigkeit mehr abgibt, ist das Pflaster überflüssig. Dann wirkt die Luft sogar positiv und unterstützt das endgültige Abheilen der Wunde.

Viel schnellere Heilung unter Frischhaltefolie

»Wunden wurden über die Jahrhunderte hinweg immer eher feucht behandelt, historische Dokumente belegen Behandlungen mit Honig, Öl und Weinumschlägen«, erzählt Horn. Im 20. Jahrhundert allerdings habe man die Theorie entwickelt, dass trockene Wunden Bakterien zum Absterben bringen, und auf feuchte Verbände verzichtet. Bis 1962, damals entdeckte der Mediziner George Winter die Vorzüge der feuchten Wundheilung neu.

Winter stellte fest, dass Wunden unter einer Polyurethanfolie – ähnlich einer haushaltsüblichen Frischhaltefolie – schneller abheilen. Heute werden vor allem chronische Wunden, deren Heilung nur verzögert eintritt, mithilfe spezieller Verbände gezielt feucht gehalten. Bei kleinen »Bagatellwunden«, wie sie Horn nennt, reiche aber auch ein herkömmliches Pflaster aus. Den Rest erledigt der Körper von allein.

Kritisch sieht Horn hingegen alle Bisswunden oder Verletzungen mit Glassplittern. Auch bei allen anderen Verletzungen, bei denen Fremdkörper tief in die Wunde gelangt sein könnten (etwa ein Sturz auf der Aschenbahn), empfiehlt der Dermatologe den Gang zum Arzt. »Dann sollte das Motto lauten ›Nicht zögern, sondern eilen‹«, so Horn. »Am Anfang steckt der Dreck noch nicht richtig fest drin, nach 24 Stunden aber ist er nur noch schwer zu entfernen.«

▓▶ FAZIT: Sobald eine Schürfwunde aufgehört hat zu bluten, sollte sie mit einem Pflaster verschlossen werden. Der Verband hält die Wunde feucht und unterstützt sie so beim Abheilen. Wenn die Wunde trotz Pflaster kein Sekret mehr abgibt, hilft Luft bei der Heilung.

Spinnweben zaubern Haut

»Wenn ich mich in den Finger schneide«, sagt in William Shakespeares »Sommernachtstraum« der Weber zu alten Spinnweben, »werd' ich mir die Freiheit nehmen, Euch zu nutzen.« Shakespeares Komödie ist längst nicht die älteste Quelle, die Hinweise auf die Verwendung von Spinnweben als Pflaster liefert. Schon die Römer sollen sich die Seide auf Wunden gelegt haben. Plinius der Ältere berichtete um 50 nach Christus von einer blutstillenden, entzündungshemmenden und antibakteriellen Wirkung von Spinnennetzen. Inzwischen hat sich gezeigt, dass er damit gar nicht mal falsch lag.

Spinnenseide gilt heute als eine Art Wundermaterial. Im Verhältnis zum Durchmesser der Fäden ist ein Spinnennetz fünfmal stärker als Stahl. »Ein Faden mit zwei Zentimetern Durchmesser könnte ein komplettes Flugzeug ziehen«, erklärte Artem Davidenko von der RWTH Aachen 2011. Das ist aber längst nicht alles. Untersuchungen haben gezeigt, dass Spinnenseide die Wundheilung fördert. Heute weiß man, dass die Seide aus Eiweißen besteht. Enzyme in der Wundflüssigkeit können diese in ihre Bestandteile zerlegen und die Bausteine nutzen, um neue Haut zu bilden.

Im Handel gibt es Spinnenseidepflaster bislang nicht, was auch an den Produzenten des Pflastermaterials liegt: Spinnen verteidigen ihre Territorien mit ihrem Leben – sie zur Spinnenproduktion in Gemeinschaften zu halten, ist unmöglich. Genetisch veränderte Bakterien könnten die Seidenproduktion irgendwann übernehmen. Noch kommt ihre Qualität aber längst nicht an die der Spinnen heran.

Lässt ein rohes Steak
die Beule verschwinden?

Manch ein Opa rät noch heute, nach einem Stoß ein kaltes Steak auf die Stelle zu legen. Die Enkelin hingegen bezweifelt, dass der Tipp etwas nutzt. Ergibt ein Steak auf einer Beule aus medizinischer Sicht Sinn?

Es gibt Leute, die haben ein besonderes Talent: Egal wo und wie sie sich bewegen, immer ist eine Regalkante, Schranktür oder auch mal eine Straßenlaterne im Weg. Tollpatsche wissen, wovon die Rede ist. Aber auch Streithähne und Opfer ernster Gewalt kennen das Problem, es gibt viele Gründe für eine Stoßverletzung am Kopf. Und oft stellt sich nach dem ersten Schreck die Frage: Was tun, um das Ei am Schädel möglichst unauffällig zu halten?

Medizinisch gesehen ist eine Beule nichts anderes als ein Bluterguss. Durch den Schlag platzen winzige Gefäße in der Haut, Blut läuft aus und gerinnt. Anschließend wird es von Enzymen in mehreren Stufen zerlegt. »Rot, grün, gelb«, sagt Ulrich Hötker, Oberarzt der Sektion Orthopädische Rheumatologie vom Agaplesion Markus Krankenhaus in Frankfurt am Main. »Das ist der typische Farbverlauf eines Hämatoms.« Am Schädel allerdings ist das Farbspiel meist kaum zu erkennen, weil der Bluterguss zu tief liegt. Zwischen Kopfhaut und Schädelknochen ist wenig Platz für das Blut, sich in der zudem sehr dünnen Muskelschicht auszudehnen. Stattdessen sammelt es sich und verursacht eine Beule.

»Kühlen ist bei einem Veilchen oder einer Beule grundsätzlich der richtige Ansatz«, sagt Hötker. »Dazu ein Steak zu verwenden, ist aus heutiger Sicht aber unsinnig.« Wahrscheinlich wurde die Idee aus der Not geboren, als man frisches Fleisch noch eher im Haus hatte. Heute würden viele wohl zu einer Packung Pommes greifen. »Fleisch hat keine zusätzlich positive Wirkung auf den Bluterguss«, sagt Hötker. Im Gegenteil: Bei Verletzungen in Augennähe kann rohes Fleisch gefährlich werden. Auf ihm sitzen Bakterien, die ins Auge gelangen können und es im schlimmsten Fall dauerhaft beschädigen.

Kühlen, kühlen, kühlen – und warten

Die hygienischere Alternative ist ein Kühlpack. Das speichert die Kälte lange und passt sich der Form der verletzten Stelle an. »Wichtig ist dabei, dass man ein Handtuch zwischen Kühlpack und Haut legt«, erklärt Hötker. »Sonst kann es zu Erfrierungen kommen.« In erster Linie dient das Kühlen dazu, die Entzündung unter der Haut und damit auch die Schmerzen möglichst gering zu halten: Durch die Kälte ziehen sich die Blutgefäße zusammen und weniger Blut fließt ins Gewebe. Je schneller man also nach dem Stoß kühlt, desto größer ist der

Effekt. Ganz verhindern lässt sich die Schwellung in der Regel aber nicht.

Hat sich das Blut bereits im Gewebe ausgebreitet, braucht man Geduld und gegebenenfalls gutes Make-up. Es dauert etwa zwei bis drei Wochen, bis ein Bluterguss abgeheilt ist. Beschleunigen lässt sich das kaum. Dennoch: »Auch wenn die Beule oder das Veilchen schon da sind, lohnt es sich noch zu kühlen«, sagt Hötker. »Das kann den Schmerz etwas betäuben.« Zusätzlich können schmerz- und entzündungshemmende Salben Linderung schaffen. Manche Ärzte und Apotheker empfehlen auch Cremes, die die Blutgerinnung stören. »Allerdings werden die von der Haut nur schlecht aufgenommen und wirken gerade bei tief sitzenden Hämatomen, wie sie im Schädelbereich vorkommen, oft nicht«, so der Mediziner.

Hirn in Gefahr

Nicht zu empfehlen sind auch manch andere Hausmittel. »Niemals sollte man versuchen, eine Beule in irgendeiner Form zurückzuschieben«, erklärt Hötker. Als Haushaltstipp hat sich dazu die flache Seite eines Messers herumgesprochen. »Vor allem bei Verletzungen im Schädelbereich ist der Druck gefährlich, weil tiefer liegende Strukturen Schaden nehmen können.« Bei einem klassischen Veilchen am Auge sind Augenmuskeln, der Augapfel oder Nerven gefährdet.

»Der Kopf ist ein riskanter Ort für Verletzungen«, sagt Hötker. Bei schweren Einschlägen und Blessuren am Auge sei es immer ratsam, zum Arzt zu gehen. »Unter dem Schädel sitzt das Gehirn und von außen lässt sich nicht erkennen, ob auch dort Gefäße verletzt wurden.« Im Gegensatz zu den meisten Blutergüssen hinterlassen Hirnblutungen schnell dauerhafte Schäden. Bei aller Eitelkeit und trotz Schmerzen kann man also froh sein, mit einem blauen Auge davonzukommen – im wahrsten Sinne des Wortes.

▶▶ **FAZIT:** Eine Beule mit einem Steak zu kühlen, ist aus heutiger Sicht ziemlicher Unsinn. Hygienischer sind Kühlpacks. Sie betäuben den Schmerz, können den Bluterguss aber nur begrenzt eindämmen. Letztendlich hilft nur Abwarten und bestmögliches Überschminken.

Wirkt Spucke gegen Mückenstiche?

Es ist der Klassiker unter den Behandlungstipps gegen Mücken-stiche: Spucke drauf. Andere empfehlen, das Jucken mit einer heißen Tasse Wasser zu lindern. Ist an den Methoden etwas Wahres dran?

Einfach nicht weiter drüber nachdenken. Bei einem Mückenstich ist Ablenkung oft die effektivste und einfachste Methode, den Juckreiz loszuwerden. Allerdings gelingt das meist nur für eine Weile. Eine unachtsame Berührung und schon juckt es wieder. Hausmittel gibt es viele: Manche empfehlen Spucke, andere raten zu Kühlpacks, wieder andere schwören darauf, eine heiße Tasse auf den Stich zu halten. Die Erfahrung zeigt: Alles hilft irgendwie ein bisschen, aber nichts so richtig effektiv. Wie also behandelt man einen Mückenstich am besten?

Zuerst die schlechte Nachricht: Die eine perfekte Behandlung gibt es nicht. Die gute hinterher: Man kann trotzdem etwas tun. Bei einem Mückenstich geben weibliche Stechmücken Speichel in die oberen Hautschichten ab. Nur sie ernähren sich von Blut, da sie es für die Entwicklung ihrer Eier benötigen. Im Mückenspeichel enthaltene Proteine verhindern, dass unser Blut gerinnt und erleichtern den Tieren das Blutsaugen. Was den

Insekten nutzt, ruft die menschliche Immunabwehr auf den Plan. »Eine klassische Abwehrreaktion, obwohl es dann schon zu spät ist«, schreibt Marcus Maurer, Direktor für Forschung an der Klinik für Dermatologie, Venerologie und Allergologie der Charité in Berlin auf Anfrage. »Der Stich ist bereits erfolgt.«

Klebepampe gegen Juckreiz

Der Körper rüstet sich zur Verteidigung. Zur Abwehr der Fremdstoffe schütten Immunzellen den Botenstoff Histamin aus, dieser reizt die umliegenden Nervenzellen, die ein Jucksignal ans Hirn senden. Außerdem provoziert Histamin eine Entzündung, bei der Fremdstoffe abgebaut und Zelltrümmer entfernt werden – der Stich schwillt an.

Spucke kann den Juckreiz zumindest kurzzeitig lindern, wenn die Flüssigkeit auf der Haut verdunstet, mehr aber nicht. »Spucke bringt nichts, außer, dass sie kühlt«, so Maurer. Lauwarmes Wasser hätte denselben Effekt. Besser betäuben lässt sich der Stich mit einem Kühlpack – wie immer bei Gefrorenem mit einem Tuch umwickelt, weil sonst Erfrierungen drohen. Manche Menschen schwören auch auf Honig oder aufgeschnittene Zwiebeln gegen Mückenstiche. Tatsächlich haben beide Lebensmittel eine leicht antibakterielle Wirkung. Ob die Hausmittel dem Mückengift unter der Haut zu Leibe rücken, ist allerdings fraglich und wissenschaftlich nicht belegt. Immerhin: Die Behandlung kann vorübergehend vom Kratzen abhalten – und verschlossen heilt der Stich in der Regel am schnellsten.

Mückenspray für Kinder

Effektive Antimückensprays enthalten die Wirkstoffe DEET oder Icaridin. Allerdings sind sie für Kinder, Schwangere und während der Stillzeit nicht geeignet. DEET sollte – in möglichst geringen Mengen – erst bei Kindern ab drei Jahren verwendet werden, Icaridin erst ab einem Alter von zwei Jahren. Vorher können Eltern zum Wirkstoff Ethylbutylacetylaminopropionat (EBAAP, IR 3535) greifen. Er wirkt deutlich kürzer als die beiden anderen und bietet keinen Schutz gegen Malariamücken. Dafür hält er neben anderen Stechmücken auch Bienen, Wespen und Sandmücken ab. IR 3535 kann ab einem Alter von einem Jahr verwendet werden. Die Substanz ist in Europa seit vielen Jahren erprobt und gilt als nebenwirkungsarm.

Sauna fürs Mückengift

Wer auf das Mückengift abzielt, kann auf Hitze setzen. Die Idee dahinter ist, dass die Proteine im Mückenspeichel ab einer Temperatur von mehr als etwa 45 Grad

Celsius zerfallen. Firmen haben kleine Gerätschaften entwickelt, mit denen sich ein Stich punktgenau erhitzen lässt. Günstiger fürs Portemonnaie ist eine mit heißem Wasser gefüllte Tasse, ein mit heißem Wasser getränkter Wattebausch oder erwärmtes Metall, etwa ein Messer oder ein Löffel. Aber Vorsicht: Es besteht Verbrennungsgefahr.

»Erhitzen könnte was bringen«, schreibt Maurer. »Das ist aber bisher nicht ausreichend untersucht.« Zwar hält der Hautarzt es für unwahrscheinlich, dass das Mückengift durch Wärme zerstört wird. »Die Hitze könnte aber helfen, die Wirkung der juckreizauslösenden Stoffe zu mindern, die nach dem Stich vom Körper ausgeschüttet werden.« Denkbar sei auch, dass Hitze, ähnlich wie Kälte, die Hautnerven daran hindert, ein Jucksignal ans Gehirn zu leiten.

Ich mag, wie du riechst

Wenn das Jucken gar nicht auszuhalten ist oder eine allergische Reaktion droht, können Antihistaminika aus der Apotheke Abhilfe schaffen. Breitet sich die Rötung stark aus oder entstehen Fieber und Schüttelfrost, sollte man vorsichtshalber zum Arzt gehen. Das gilt besonders, wenn man zuvor in den Tropen war. In Deutschland bringen Stiche neben allergischen Reaktionen vor allem das Risiko mit sich, dass beim Kratzen Bakterien in die Haut gelangen.

Vorsorge ist deshalb besser als Nachsorge. »Mücken-spray ist das Wichtigste«, berichtet Maurer. Aber auch langärmlige Kleidung und Moskitonetze verringern das Stichrisiko. Ätherische Öle oder Nelken vertreiben die Plagegeister dagegen nur für kurze Zeit, da ihr Geruch schnell verfliegt. Auch elektrische Mückenfallen und Kerzen bringen nur wenig. Durch ihr Licht ziehen sie weitere Mücken an. Übrigens: »Süßes Blut gibt es nicht«, erklärt Maurer. »Stechmücken reagieren vor allem auf die Körpertemperatur.« Und sie riechen unseren Schweiß, auch wenn dessen Geruch uns selbst noch gar nicht auffällt.

FAZIT: Es gibt keine wissenschaftlich nachgewiesene Methode, die das Mückengift unter der Haut zerstört. Auch Spucke heilt den Stich nicht, kann aber vom Kratzen abhalten. Das hat einen großen Vorteil: Verschlossen heilen Mückenstiche am besten.

Am See und auf Reisen:
Antimücken-Wirkstoffe im Vergleich

Wirkstoff	Zur Abwehr von ...	Effektivität	Hinweise
DEET (Diethyl-toluamid)	Mücken, Fliegen, Bremsen, Zecken, Flöhen, Läusen, Milben	Hoch. DEET ist der effektivste Wirkstoff gegen Mückenstiche. Bei Reisen in die Tropen rät die Weltgesund-heitsorganisa-tion (WHO) zu Mitteln mit DEET. Tropentauglich sind Produkte mit einem Gehalt von mehr als 20 Prozent. Sie vergraulen tagaktive Dengue- und nachtaktive Malariamücken.	Sonnencreme sollte eine halbe Stunde einziehen, bevor DEET verwendet wird. Bei häufiger groß-flächiger Anwendung kann es zu Reizungen der Haut und selten zu Störungen des Nervensystems kommen. DEET-haltige Produkte sollte man nicht in die Augen, auf Schleimhäute oder Wunden geben. Für Kinder unter drei Jahren sind die Sprays nicht geeignet – danach sollte man sie je nach Malaria- oder Dengue-Risiko sparsam einsetzen. Nicht für Schwangere und während der Stillzeit empfohlen.

Wirkstoff	Zur Abwehr von ...	Effektivität	Hinweise
Icaridin (Hydroxy-ethyl-isobutyl-piperidin-carbo-xylat)	Bremsen, Fliegen, Stech-mücken, Zecken	Hoch. Der Mückenschutz ist vergleichbar mit DEET und eben-falls tropentaug-lich. Der Zecken-schutz übertrifft den von DEET.	Icaridin ist besser verträglich als DEET und weniger reizend für die Haut. Allergische Reak-tionen und Nasen-bluten können auftreten. Der Wirkstoff ist nicht für Kinder unter zwei Jahren geeignet.
Ethylbutyl-acetyl-amino-propionat (EBAAP, IR 3535)	Bienen, Bremsen, Fliegen, Stech-mücken, Wespen, Zecken	Kürzer und schwächer wirksam als DEET und Icaridin. Kein zuverlässiger Schutz gegen Malariamücken!	Besser verträglich als DEET, muss dafür häufiger angewendet werden, um einen ausreichenden Schutz zu gewährleisten. Obwohl die Substanz seit 20 Jahren eingesetzt wird, sind keine bedeutenden Nebenwirkungen bekannt. Kann Augen und Schleimhäute reizen. Hautreizungen sind selten. Einsatz bei Kindern ab einem Jahr.

Wirkstoff	Zur Abwehr von ...	Effektivität	Hinweise
DMP (Dimethyl-phthalat)	Haus-, Stech-, Fieber-mücken	Allein zu wenig wirksam. Wird meist in Kombination mit anderen Wirkstoffen eingesetzt.	Reizt die Haut kaum. Von der Anwendung während der Schwangerschaft und Stillzeit wird abgeraten. Für den Einsatz bei Kindern liegen nur wenige Daten vor. In Tierversuchen wurde eine leichte erbgutverändernde Wirkung beobachtet.
Ätherische Öle	Bieten keinen zuver-lässigen Schutz gegen Zecken und Stech-mücken	Kurze Wirkdauer	Ätherische Öle können Haut und Schleimhäute reizen und Allergien auslösen. Bei Kindern sollten sie nicht angewendet werden.

Helfen Cola und Salzbrezeln gegen Durchfall?

Viele raten bei Magen-Darm-Problemen zu Salzstangen und Cola. Eigentlich gelten die beiden Nahrungsmittel als ungesund. Können sie der Verdauung tatsächlich guttun?

Mal sind es Viren, die einem die Freude am Essen gründlich vermiesen, mal hat der Bäcker um die Ecke das Eierschinkenbrötchen zu lange in der Sonne liegen lassen. Dann treiben Bakterien im Darm ihr Unwesen. So oder so: Durchfall fühlt sich unangenehm an und entzieht dem Körper neben Wasser auch wichtige Nährstoffe.

Da liegt es nahe, den Verlust über energiereiche Cola und salzige Brezeln auszugleichen. Grundsätzlich halten Natrium, Kalium, Kalzium und Magnesium die Funktion von Zellen im Körper aufrecht. Zucker stellt sicher, dass Salz aus dem Darm in den Körper transportiert werden kann. Außerdem schmecken Cola und Salzbrezeln auch noch, wenn man sowieso schon wenig Appetit hat.

»Das Wichtigste bei Durchfall ist, überhaupt ausreichend zu trinken, und wenn Cola und Salzbrezeln dazu führen, ist dagegen zunächst nichts einzuwenden. Wirklich geeignet, um schweren Durchfall längerfristig zu bekämpfen, sind sie trotzdem nicht«, sagt Tom Ganten, Oberarzt der Gastroenterologie der Uniklinik Heidelberg. Cola besitze zum einen Koffein, was zumindest für Kinder problematisch und eher Durchfall fördernd sei. Zudem sei der Zuckergehalt in dem Getränk viel zu hoch. »Zu viel Zucker kann dazu führen, dass es zu einer vermehrten Wasserausscheidung über die Niere kommt. Dadurch verliert man unter Umständen noch mehr Flüssigkeit und wichtige Elektrolyte wie das Kalium.« Eine Studie[28] im *Internal Journal of Clinical Practice* kam sogar zu dem Ergebnis, dass große Cola-Mengen von zwei bis drei Litern am Tag einen Kaliummangel hervorrufen können.

Gleichmäßig nachfüllen

»Natrium und Kalium werden im Körper eng reguliert«, erklärt Ganten. »Das gelingt dem Organismus in der Regel selbst bei Durchfall noch, so lange alle Organe richtig arbeiten und die nötigen Substanzen verfügbar sind.« Salzbrezeln allerdings enthalten vor allem Natrium und kaum Kalium. »Bei schwerem Durchfall gehen aber beide Elektrolyte verloren und sollten daher auch gleichmäßig wieder aufgenommen werden«, sagt Ganten.

Geschieht das nicht, kann das bei schwerem und länger anhaltendem Durchfall schwerwiegende Folgen haben: Kalium hält unter anderem die Zellmembran der Herzmuskelzellen stabil und ist an der Steuerung des Herzrhythmus beteiligt. Ein Mangel kann zu Lähmungserscheinungen im Körper bis hin zu Herzrhythmusstörungen führen. Fehlt Natrium, äußert sich das durch Müdigkeit und Verwirrungszustände. Im Extremfall lagert sich Wasser im Hirngewebe ein, ein Ödem entsteht.

Elektrolytlösung statt Cola

Besser als Salzstangen und Cola eignen sich als Gegenmaßname Elektrolytlösungen aus der Apotheke. »Zu Hause kann man sich so ein Getränk auch selbst zubereiten«, erklärt Ganten. Dafür muss ein Teelöffel Salz in einen Liter abgekochtes Wasser gemischt werden, das stellt die Natriumversorgung sicher. Hinzu kommt der Saft von vier Orangen (eine bis zwei Tassen), sie dienen als Kaliumlieferant. Die letzte Zutat sind sieben Teelöffel Traubenzucker (Glukose). Der Zucker liefert Energie und erleichtert es dem Körper, die Elektrolyte aus dem Cocktail aufzunehmen.

Bei leichtem Durchfall beruhigen auch Tee mit Zucker und Zwieback den Verdauungstrakt, aber auch Cola – möglichst ohne Kohlensäure – und Salzbrezeln sind dann erlaubt. »Viel Trinken ist oberstes Gebot«, sagt Ganten. »Mindestens drei Liter am Tag bei Erwachsenen, je nach Schwere der Erkrankung kann auch sehr viel mehr nötig sein.« Ein Anhaltspunkt für den Status der Wasserversorgung im Körper seien gut durchblutete und feuchte Schleimhäute – etwa des Nasen-Rachenraumes. Wenn man die Haut zusammenkneift und die Falten stehen bleiben, die Schleimhäute austrocknen, sich der Urin dunkel färbt oder fehlt, seien das dagegen Hinweise auf extremen Flüssigkeitsmangel. »Dann muss direkt ärztliche Hilfe in Anspruch genommen werden.«

Ungeeignet für die Behandlung sind in der Regel Tabletten, die den Darm vorerst ganz verstopfen, denn Durchfall erfüllt eine Funktion: Er spült Viren, Bakterien und Giftstoffe aus dem Magen-Darm-Trakt. Meist befallen diese den Dickdarm, der dafür zuständig ist, Wasser aufzunehmen. Ist er entzündet, gelingt das nicht mehr richtig.

 **Wussten Sie schon?**

Der Körper eines Erwachsenen ist ein Puzzle aus etwa 100 Billionen Zellen. Diese Zahl ist bereits erstaunlich. Noch erstaunlicher ist allerdings, dass allein der Darm schätzungsweise die gleiche Anzahl Bakterien beherbergt, hinzu kommen noch zahlreiche weitere Untermieter auf der Haut und im Rest des Körpers. Die meisten der Gäste sind harmlos, einige sogar nützlich – sie sind Bestandteil der natürlichen Hautbarriere oder unterstützen den Körper bei der Verdauung.

Mit trockenem Brot und Äpfeln
wieder anfangen zu essen

Beruhigt sich der Magen allmählich, kann man anfangen, trockenes Brot zu essen, ein wenig Apfel oder gekochte Karotten. »Beides enthält Pektine, die gut vertragen werden und Giftstoffe binden«, sagt Ganten. Wer keinen Appetit auf einen festen Apfel habe, könne diesen auch klein raspeln und zu Brei verarbeiten.

»Nicht geeignet bei Durchfall sind dagegen Lebensmittel mit hohem Fettgehalt«, so der Gastroenterologe. Sie überfordern das gereizte Verdauungssystem. Ähnlich sei es mit Milch. »Viele Menschen vertragen den Milchzucker Laktose nicht, wenn der Dünndarm gereizt ist.« Grund hierfür ist, dass das Enzym Laktase, das den Milchzucker im Dünndarm spaltet, bei einer Entzündung nicht in ausreichender Menge vorhanden ist – ähnlich wie bei einer Laktoseintoleranz.

Verschwindet der Durchfall nach etwa drei Tagen nicht von allein, ist er blutig oder fühlt man sich stark geschwächt, sollte man zum Arzt gehen. Das gelte in besonderem Maß für Kinder und alte Menschen, so Ganten.

▶▶ **FAZIT:** Gesüßter Tee, Zwieback und Elektrolytlösungen unterstützen den Körper bei Durchfall besser als Cola und Salzstangen. Einziger Trost: Durch die richtige Behandlung verschwinden die Beschwerden hoffentlich schneller. Anschließend sind süße und salzige Sünden wieder uneingeschränkt erlaubt.

Heilen Wunden, wenn sie jucken?

Nach ein paar Tagen jucken manche Wunden wie verrückt. Ist das ein Zeichen dafür, dass sie heilen? Oder bloß eine sinnlose Fehlsteuerung des Körpers?

Eine Wunde nach einer Muttermaloperation, heftiges Jucken. »Aaah, das nervt«, tönt es durch die Wohnung. An der Stelle des Oberkörpers, an der der Hautarzt vor einigen Tagen geschnippelt hat, wird heftig gekratzt. »Wenn es juckt, dann heilt es«, klugscheißt eine zweite Stimme. Ein Hinweis, den wohl jeder schon mal gehört hat und der zumindest ein wenig Trost spenden kann – falls die Information denn stimmt.

Wenn es gerade so stark am Körper kribbelt, dass man an kaum etwas anderes denken kann, erschließt sich einem der Sinn des Juckreizes in der Regel nicht richtig. Wozu soll das unangenehme Gefühl gut sein und vor allem: Warum ist es so angenehm, die Stelle zu kratzen – notfalls bis es blutet –, obwohl das die Heilung einer Wunde sogar verzögert?

Fehler der Natur

Aus evolutionärer Sicht hat der Juckreiz durchaus eine Funktion: Er teilt uns mit, dass sich auf der Haut etwas herumtreibt, das dort nicht hingehört. Vielleicht krabbelt ein Insekt umher oder eine Mücke stillt ihren Blutdurst. Sich zu kratzen, ist dann eine sinnvolle Reaktion. »Unsere Vorfahren konnten so beispielsweise schädliche Parasiten entfernen«, erklärt Sonja Ständer vom Kompetenzzentrum Chronischer Pruritus (Juckreiz) der Uniklinik Münster. Wenn es um Wunden geht, sieht die Lage aber anders aus.

Dass auch sie jucken und wir das Bedürfnis haben, sie aufzukratzen, gehört zu den wenigen Fehlern, die die Natur bei der Entwicklung des menschlichen Körpers gemacht hat. »Jeder weiß: Wer eine Verletzung wieder aufkratzt, verhindert, dass sie heilt«, sagt Ständer. Besonders ärgerlich dabei: Jucken Wunden, ist das tatsächlich ein Zeichen dafür, dass sie heilen.

»Wenn eine Wunde entsteht, werden auch oberflächliche Nerven geschädigt«, erklärt Ständer. Nach einer Verletzung tummeln sich in der heilenden Wunde allerlei Zellen und Moleküle. Entzündungszellen räumen Zelltrümmer auf, Botenstoffe werden ausgeschüttet, um neues Gewebe zum Wachsen anzuregen, die Zellen zu ordnen und zu vernetzen. »In diese Entzündung wachsen neue, empfindliche Nervenfasern hinein«, so Ständer. »Die Botenstoffe reizen sie.« Es juckt.

Kampf im Körper: Schmerz- gegen Juckreiz

Dass ausgerechnet Kratzen, also Schmerz, gegen das unangenehme Gefühl hilft, liegt am Zusammenspiel verschiedener Nervenfasern, berichteten Forscher Anfang 2014 im Fachmagazin *Nature Neuroscience*.[29] »In der Haut gibt es nur wenige Fasern, die allein auf Juckempfinden spezialisiert sind«, erklärt Ständer. »Aber auch Schmerzfasern können die Juckempfindung weiterleiten.«

Die Signale landen im Rückenmark, wo die Nervenfasern aus allen Ecken des Körpers zusammenlaufen. »Dort können Verbindungen zwischen Nervenzellen verhindern, dass Jucksignale an das Gehirn weitergeleitet werden«, sagt Ständer. Wenn wir kratzen, aktivieren wir genau diese Verbindungen. Das Jucksignal wird sozusagen im Rückenmark herausgefiltert. Schmerzsignale dagegen gelangen weiterhin ins Gehirn.

Feuchte Wunden jucken nicht

Welche Wunden besonders juckempfindlich sind, lässt sich nicht abschätzen. Es gibt aber eine Möglichkeit, dem Juckreiz vorzubeugen, berichtete die *Ärztezeitung* 2009: »Harter Schorf auf neuer weicher Haut spannt und verstärkt den Juckreiz«, heißt es dort. Deshalb wird empfohlen, einfache Schürfwunden statt an der Luft zunächst in feuchter Umgebung heilen zu lassen – etwa unter einem Pflaster. Bei größeren Wunden sollte allerdings ein Arzt individuell über die richtige Wundversorgung entscheiden.

Einen Mediziner aufsuchen sollte man außerdem, wenn juckende Wunden sich nicht innerhalb von ein paar Tagen wieder beruhigen. Dann können auch Bakterien verantwortlich sein, die sich unter der Kruste eingenistet haben. Genau wie Schmerz kann Jucken chronisch werden und zu einem echten Leiden führen. Der buddhistische Philosoph Nagarjuna schrieb einmal: »Eine juckende Stelle zu kratzen, bereitet Vergnügen, keine juckende Stelle zu haben, ist aber immer noch vergnüglicher.«

⏩ FAZIT: Wenn Wunden jucken, ist das tatsächlich ein Zeichen, dass sie heilen. Also bloß nicht wieder aufkratzen. Verschwindet das Jucken allerdings nach ein paar Tagen nicht von allein, muss der Arzt ran.

Gib den Toten Strom

1780 brachte der italienische Arzt und Biophysiker Luigi Galvani erstmals einen abgetrennten Froschschenkel mit Strom zum Zucken. Knapp 40 Jahre lang experimentierten mehr oder weniger ernstzunehmende Forscher anschließend mit Strom und Leichen und versuchten diese zum Leben zu erwecken. Giovanni Aldini, Galvanis Neffe, arbeitete häufig direkt neben dem Guillotinen-Exekutionsplatz in Bologna und veranstaltete dort eine Art Horrorshow.

In seinem Buch »Essai théorique et experimental sur le Galvanisme« von 1804 schildert Aldini, wie er einmal zwei Köpfe so miteinander verdrahtete, dass sich die Geköpften gegenseitig Grimassen schnitten. Bei dem Experiment sollen Menschen im Publikum in Ohnmacht gefallen sein. Bald wurde das Spektakel von Behörden verboten.

Trotzdem begannen Mediziner schließlich, Strom medizinisch zu nutzen – etwa indem sie schwachen Strom durch Körper leiteten. Viele der vermeintlichen Erfolge von damals gingen auf Placebo-Effekte zurück. Heute dagegen wird Strom mithilfe von Defibrillatoren erfolgreich zur Wiederbelebung eingesetzt.

KAPITEL 6

Was für ein Käse – zwischen Genuss und Verdruss

Zerstört die Mikrowelle Vitamine?

In der Tiefkühltruhe sind Vitamine gut aufgehoben – unbestritten. Aber was passiert mit ihnen beim Auftauen in der Mikrowelle? Sollte man besser zu Topf oder Pfanne greifen?

Nein, sie hat wahrlich keinen guten Ruf. Krank machen sollen ihre Strahlen, seine Nase sollte man daher bloß nicht an ihrer Scheibe platt drücken. Und das Essen erst! Trocken und ohne Nährstoffe komme es aus dem Gerät, alles verstrahlt. Etwa so lassen sich die Vorurteile der Mikrowellen-Skeptiker zusammenfassen.

Die Realität ist eine andere. Durch das Metallgehäuse der Mikrowellenöfen dringt kaum Strahlung nach außen, um seine Nase muss sich also niemand sorgen. Ähnlich sieht es mit den Nährstoffen aus. Die hochfrequenten Wellen in den Geräten sind äußerst wählerisch. Sie wirken, indem sie Wassermoleküle zum Schwingen bringen, Vitamine selbst beeinflussen sie nicht direkt.

Trotzdem macht es aus Nährstoffsicht einen Unterschied, ob eine Speise aus der Mikrowelle, dem Kochtopf oder dem Backofen kommt. Welche der Methoden die wertvollen Vitamine am besten schont, lässt sich jedoch pauschal nicht sagen – denn alle haben ihre eigenen Vorlieben. »Jedes Vitamin ist wie eine kleine Diva«, sagt Sascha Rohn vom Institut für Lebensmittelchemie an der Universität Hamburg. »Manchen tut es gut, wenn es warm und feucht ist, für andere ist es schädlich.«

Manche mögen's heiß

Bei den hitzeempfindlichen Vitaminen, zu denen neben Vitamin C auch das für viele Stoffwechselprozesse wichtige Vitamin B1 gehört, kommt es tatsächlich auf eine im herkömmlichen Sinne ›schonende‹ Garung an: Die Speisen sollten möglichst kurz und möglichst wenig erhitzt werden. Was diese Punkte betrifft, bringt die Mikrowelle im Vergleich zu Herd und Backofen sogar Vorteile mit sich.

Indem die Mikrowellen unter die Oberfläche der Lebensmittel dringen und dort die Wassermoleküle zum Schwingen bringen, wärmen sie das Essen von innen. Im Topf hingegen oder im Backofen muss die Hitze erst von außen nach innen dringen – und benötigt dafür deutlich mehr Zeit. Gerade kleine Portionen lassen sich deshalb in der Mikrowelle schonend erwärmen. Je mehr Wasser sie enthalten, desto schneller geht es und desto länger hält die Wärme an.

Wer hingegen besonders viele fettlösliche Vitamine – zu der Gruppe gehören unter anderem die Vitamine A und E – aufnehmen möchte, kann seine Gemüsesuppe ruhig eine Weile einkochen lassen. »Das gängige Vorurteil, dass Essen beim Kochen ›getötet‹ wird, trifft häufig gar nicht zu«, sagt Rohn. Die fettlöslichen Vitamine beispielsweise sind mitunter so fest im Lebensmittel gebunden, dass erst das Kochen sie für den Körper gut zugänglich macht. So kann der Nährstoffgehalt desselben Lebensmittels schwanken, abhängig von der Zubereitungsart.

Bestes Rezept: Mal grillen, mal kochen, mal backen, mal braten

Paprika etwa enthalten große Mengen Vitamin C, die beim Kochen schwinden. Das Vitamin A hingegen und andere Nährstoffe, die in der festen Struktur der Schoten verankert sind, kann der Körper erst im Ratatouille oder als gebratene Antipasti richtig verwerten. Ähnlich ist es bei Tomaten. Frisch enthalten sie ebenfalls Vitamin C. Köcheln sie zum Tomatenmark ein, zerfallen die Zellstrukturen und der rote Farbstoff Lycopin wird freigesetzt – ein Stoff, der das Risiko für verschiedene Krebsarten senken soll.

»Die Quintessenz aller Studien ist, die Ernährung so divers wie möglich zu gestalten«, sagt Rohn, der selbst auch eine Mikrowelle besitzt. Dieser Vorsatz gelte nicht nur für die Zutaten, sondern auch für die Arten, das Essen zuzubereiten. »So bekommt man so viele der guten und so wenige der schlechten Stoffe wie möglich«, so der Experte. »Dann muss auch niemand das kräftig gegrillte Steak mit vielen Röstaromen fürchten. Denn das Problem sind nicht die Gifte, die wir vielleicht bei der Zubereitung erzeugen. Das Problem ist immer die Dosis.«

Wer grundsätzlich in seinem Essen besonders viele Vitamine erhalten möchte, kann zudem zwei Regeln befolgen: Zum einen gehen wasserlösliche Vitamine, darunter Vitamin C und die B-Vitamine, beim Kochen nach und nach ins Wasser über. Wird die Flüssigkeit abgegossen, verschwinden sie im Abguss. Dampfgaren kann das verhindern. Daneben sollten Obst und Gemüse möglichst frisch auf den Tisch kommen, da sie bei der Lagerung Vitamine verlieren. »Im Zweifel enthält ein sofort nach der Ernte eingefrorener Tiefkühlspinat sogar mehr Nährstoffe als ein Blattspinat aus dem Supermarkt«, sagt Rohn.

▶▶ **FAZIT:** Wer seinen Körper mag, variiert nicht nur bei den Lebensmitteln, sondern auch bei der Art der Zubereitung. Ob Mikrowelle, Grill, Pfanne oder Topf – jede Variante erhält andere Nährstoffe. Dabei kann die Mikrowelle sogar besonders sanft zu Vitaminen sein.

Empfindlichkeiten wasserlöslicher Vitamine

Name	Licht	Hitze	Sauer-stoff	Unter anderem gut für ...
Vitamin C	–	–	–	Immunsystem
Vitamin B1		–	–	Energiegewinnung
Vitamin B2	–	–		viele Stoffwechselvorgänge
Vitamin B6	–		–	Nerven und Abwehrkräfte
Vitamin B12	–		–	Bildung roter Blutkörperchen
Pantothen-säure		–		Abbau von Fetten
Biotin		–		Haut, Haare und Nägel
Folsäure	–	–	–	Zellvermehrung

Schwachstellen jeweils mit – gekennzeichnet

Empfindlichkeiten fettlöslicher Vitamine

Name	Licht	Hitze	Sauer-stoff	Unter anderem gut für ...
Vitamin A	–	–	–	Aufbau der Haut
Vitamin D	–	–	–	Knochen
Vitamin E	–	–	–	Funktion der Zellmembranen
Vitamin K	–			Blutgerinnung

Schwachstellen jeweils mit – gekennzeichnet

Treiben Eier den Cholesterinspiegel in die Höhe?

Das hart gekochte Ei in bunter Schale hat vor allem an Ostern Hochsaison. Der Ruf der Nährstoffbomben ist allerdings ziemlich schlecht. Stimmt es, dass Eier den Cholesterinspiegel erhöhen?

Nicht mehr als zwei Eier pro Woche solle man essen, lautet ein gängiger Ratschlag. Die Begründung klingt auf den ersten Blick einleuchtend. Das Ei ist reich an Cholesterin – einem Stoff, der im Blut in größeren Mengen das Risiko für verkalkte Arterien erhöht und damit auch für Schlaganfall und Herzinfarkt. Aus diesem Grund könne ein hoher Eierkonsum das Herz gefährden, so die Warnung.

Generell hat das Cholesterin aus dem Ei und der Nahrung aber nur einen geringen Einfluss darauf, wie viel des Stoffs im Blut zirkuliert. Grund dafür ist ein ausgeklügelter Stoffwechsel, der bei einem gesunden Menschen die Cholesterinmenge in Schach hält.

Cholesterin –
wichtiger Baustein der Hormone

Cholesterin zählt, trotz des schlechten Rufs, zu den lebensnotwendigen Stoffen für den menschlichen Körper, ohne geht es nicht. Das Molekül ist ein wichtiger Bestandteil der Membran unserer Körperzellen und bildet das Grundgerüst vieler Vitamine. Zu seinen Abkömmlingen zählen unter anderem der Entzündungshemmer Kortisol sowie die Geschlechtshormone Testosteron und Östrogen.

Damit es immer Nachschub gibt, stellt der Körper Cholesterin zum Großteil selbst her. Kommt noch Cholesterin aus der Nahrung hinzu, vermeiden gleich zwei Sicherheitsmechanismen ein Überangebot: Zum einen drosselt der Körper sofort seine eigene Produktion, wenn der Darm eine größere Cholesterinaufnahme aus der Nahrung meldet. Zum anderen ist die Aufnahme über den Darm begrenzt. Liefert das Eierfrühstück zu viel Cholesterin, scheidet der Körper das überflüssige einfach wieder aus. »Es ist als Gesunder deshalb quasi unmöglich, Cholesterin über die Nahrung überzudosieren«, sagt Christian Prinz, Direktor der Helios Klinik für Gastroenterologie in Wuppertal.

Neben den Mechanismen, die vor einer Überdosis aus der Nahrung schützen, konnten Wissenschaftler mittlerweile auch direkt am Menschen nachweisen, dass der Genuss von Eiern Herz und Kreislauf nicht gefährdet. Im Jahr 2013 fassten Forscher die Ergebnisse von 17 Untersuchungen zusammen, die den Eierkonsum sowie koronare Herzerkrankungen und Schlaganfälle analysiert hatten.[30] Das eindeutige Fazit: Selbst wer mehr als ein Ei am Tag isst, erkrankt nicht häufiger als Eierablehner.

Erhöhter Cholesterinspiegel: Dann lieber Eierverzicht

Dieses Ergebnis birgt jedoch keinen Ernährungs-Freibrief für Menschen, die schon einen erhöhten Cholesterinspiegel und damit ein erhöhtes Risiko für Herzinfarkt und Schlaganfall haben. Die Ursachen für hohe Cholesterinwerte sind vielfältig, neben genetischen Faktoren können Übergewicht, Diabetes, bestimmte Medikamente oder eine Schilddrüsenunterfunktion dazugehören. »Die Betroffenen sind zum Teil dünne Heringe ohne Übergewicht«, sagt Prinz.

Zwar macht auch bei ihnen das Cholesterin aus der Nahrung nur einen kleinen Anteil des Gesamtcholesterins aus, doch Gastroenterologe Prinz sagt: »Dann ist es wichtig, keine Exzesse zu leben. Ein Frühstücksei am Sonntag ist aber erlaubt.« Umgekehrt lasse sich ein zu hoher Cholesterinspiegel aber nicht allein durch eine strikte Diät kontrollieren, sagt Prinz. Selbst wer neben Eiern komplett auf cholesterinhaltige Lebensmittel wie Shrimps, Lachs oder Salami verzichtet, kann die Werte je nach Veranlagung lediglich um 10 bis 15 Prozent senken.

Menschen, die cholesterinmäßig nicht vorbelastet sind, können jedoch guten Gewissens mit Rührei und bunten Ostereiern ihren Ei-Appetit stillen. Denn neben reichlich Cholesterin und Kalorien liefern Eier dem Körper auch hochwertige Proteine, wichtige Mineralien und Vitamine. »Vor allem für Kinder bietet das tägliche Frühstücksei eine gute Basis«, sagt Prinz. »Die enthaltenen B-Vitamine zum Beispiel sind wichtig für die neuronale Entwicklung.« Das Ei ist besser als sein Ruf.

FAZIT: Das Cholesterin aus Lebensmitteln wie Eiern hat nur einen geringen Einfluss auf die Mengen des Stoffs im Blut. Menschen mit einem ohnehin schon zu hohen Cholesterinspiegel sollten sich bei cholesterinreichen Speisen trotzdem zurückhalten. Alle anderen dürfen's sich schmecken lassen.

Senkt gesunde Ernährung
den Blutdruck?

Laut einem afrikanischen Hausmittel hilft ein Glas Joghurt mit dem Saft von zwei bis drei Limetten gegen Bluthochdruck. Welchen Einfluss hat die Ernährung überhaupt auf den Druck in unseren Adern?

Herzinfarkt, Herzschwäche, Vorhofflimmern und Schlaganfall – Bluthochdruck gilt als größter Risikofaktor für Herz-Kreislauf-Erkrankungen. Organe wie Herz, Gehirn und Nieren, die auf einen geregelten Blutdruck angewiesen sind, nehmen auf Dauer Schaden. Ist der Druck in den Arterien einmal auf ungesunde Werte gestiegen, ist es gar nicht so leicht, ihn wieder zu regulieren. An Medikamenten führt kaum ein Weg vorbei – vielleicht aber ein afrikanisches Hausmittel?

Von Bluthochdruck spricht man ab einem Wert von 140 zu 90 mmHg. Bei fast allen Bluthochdruckpatienten ist die Ursache der Erkrankung unklar. »Ich muss zugeben, wir haben immer noch nicht alle Mechanismen aufgeklärt, die zu Bluthochdruck führen«, sagt Stephan Baldus, Direktor der Klinik für Kardiologie der Uniklinik Köln. Es gibt gleich mehrere Regelzentralen, die den Blutdruck steuern: Das Herz, die Nieren, das Nervensystem und verschiedene Botenstoffe sind beteiligt. Die

Pulsadern etwa, auch Arterien genannt, können ihren Durchmesser aktiv verändern, um sekundenschnell auf Schwankungen des Blutdrucks zu reagieren. Steigt der Blutdruck zu stark, dehnen sie sich; sinkt er zu stark, ziehen sie sich zusammen.

 **Wussten Sie schon?**

Manches Blut ist dunkler als anderes. Wie stark der Lebenssaft in unseren Adern gefärbt ist, hängt vor allem davon ab, wie viel Sauerstoff er gerade transportiert. Sauerstoffreiches Blut erscheint heller als sauerstoffarmes.

Vitamine gegen schädliche Teilchen

Hier kommen die Limetten ins Spiel. »Man weiß, dass kleine, instabile Moleküle, sogenannte Radikale, verhindern können, dass sich die Gefäßwand ausdehnt«, erklärt Baldus. Dadurch bleibt der Blutdruck hoch. Antioxidantien können diese Radikale unschädlich machen. Zu ihnen gehört auch das in Limetten enthaltende Vitamin C. Es gibt jedoch einen Haken: In Studien am Menschen konnte bisher nicht beobachtet werden, dass der gezielte Konsum von Früchten vor Bluthochdruck schützt oder ihn reduziert. »Vielleicht sind uns die Afrikaner da einen Schritt voraus«, sagt Baldus. »Aus schulmedizinischer Sicht sind blutdrucksenkende Medikamente aber weit effektiver als solche Früchte.«

Bei Joghurt sieht es da schon etwas anders aus: Anfang 2013 veröffentlichten Wissenschaftler um Paul Jacques von der Tufts University in Boston eine Studie[31], die zeigt, dass Menschen, die regelmäßig fettarmen Joghurt essen, ein um fast ein Drittel verringertes Bluthochdruck-Risiko haben. Sie hatten täglich mindestens zwei Prozent ihrer Kalorienzufuhr mit dem Milchprodukt gedeckt. In der von Danone unterstützten Studie wurden Daten von mehr als 2000 Männern und Frauen ausgewertet.

»Aus der Untersuchung lässt sich schlussfolgern, dass Joghurt als Bestandteil einer gesunden Ernährung einen Einfluss auf den Blutdruck haben könnte«, sagt Baldus. Joghurt allein spiele aber eher eine untergeordnete Rolle. »Wahrscheinlicher ist, dass Menschen, die regelmäßig Joghurt essen, sich insgesamt gesünder ernähren«, so der Herzspezialist. »Dass die Ernährung einen wichtigen Einfluss auf den Blutdruck hat, ist durch zahlreiche Studien belegt.«

Trainingsanzug statt Festmahl

So scheint etwa mediterrane Kost mit vergleichsweise wenigen Kohlenhydraten und überwiegend ungesättigten Fettsäuren das Risiko für Herz-Kreislauf-Erkrankungen zu senken. Das bestätigte 2013 eine Studie[32] mit knapp 2000 Dänen. Auch, dass Salz bei der Entstehung von Bluthochdruck eine Rolle spielt, sei inzwischen gesichert, erzählt Baldus. Die Deutsche Hochdruckliga (DHL) empfiehlt im Einklang mit europäischen Leitlinien, nicht mehr als fünf bis sechs Gramm pro Tag zu konsumieren. Das entspricht etwa der Menge, die auf einen Teelöffel passt. Vorsicht: Oft versteckt sich reichlich Natriumchlorid in Fertigprodukten. Außerdem beschreibt die DHL chronischen Stress als einen der Hauptauslöser für Bluthochdruck.

»In den meisten großen Studien zu gesunder Ernährung versuchen Forscher, die Entstehung von Bluthochdruck zu verstehen«, sagt Baldus. Über die Behandlung eines bestehenden Bluthochdrucks sei damit aber nichts gesagt. Um schwere Folgeerkrankungen von dauerhaft erhöhtem Blutdruck zu vermeiden, eignen sich derzeit nur Tabletten. Tun kann man trotzdem etwas: »Sport und Gewichtskontrolle sind, abgesehen von Medikamenten, die nachgewiesen effektivsten Methoden, den Blutdruck zu senken«, sagt Baldus. Studien zufolge kann schon flottes Gehen, viermal die Woche für 30 bis 45 Minuten, den Druck in den Adern um bis zu 10 mmHg reduzieren.

▶▶ **FAZIT:** Wissenschaftlich lässt sich eine blutdrucksenkende Wirkung von Limetten und Joghurt nicht endgültig nachweisen, eine insgesamt gesunde Ernährung beugt aber vor. Mediziner raten Bluthochdruckpatienten zu Bewegung und zum Abbau überschüssiger Pfunde. Auf Tabletten verzichten sollte man nur in Absprache mit dem Arzt.

Blutverlust als Allzweckwaffe

Zur Entgiftung, als Mittel gegen Bluthochdruck und andere Krankheiten: Der Aderlass gehört zu den ältesten medizinischen Behandlungsformen. Schon Hippokrates soll die Methode 450 vor Christus angewendet haben. Im Mittelalter etablierte sich der Aderlass schließlich als gern genutzte Standardtherapie. Damals glaubten die Menschen, dass Krankheiten wie die Pest durch ein Ungleichgewicht von Körpersäften – Blut, Galle und Schleim – entstehen. Zur Behandlung wurden gezielt an bestimmten Gefäßen überschüssige oder verdorbene Säfte abgezapft, darunter nicht nur Blut. Die Therapie sollte das Gleichgewicht der Körperflüssigkeiten wiederherstellen.

Später wurde eine übermäßige Blutfülle mit Blutverlust behandelt. Man dachte, die Menschen hätten zu viel Blut im Körper. Das Konzept war vor allem im 18. Jahrhundert populär. Die damals behandelten Symptome ähneln denen von Bluthochdruck, den man damals noch nicht kannte. So ließen Ärzte Patienten zur Ader, die viel schwitzten, warme Haut und ein gerötetes Gesicht hatten.

Zumindest bei dieser Anwendung können sich Mediziner bis heute eine positive Wirkung vorstellen. 2012 etwa zeigten Wissenschaftler aus Essen und Berlin in einer kleinen Studie[33] mit 64 Patienten, dass zweimaliger Aderlass im Abstand von vier Wochen die Symptome des Metabolischen Syndroms lindern kann, einer Kombination aus Bluthochdruck, Fettstoffwechselstörungen, Übergewicht und Diabetes. An der Charité Berlin laufen weitere Untersuchungen zur Frage, ob Blutspenden sich als Therapie bei leichtem Bluthochdruck eignet.

Einige Male ging der gut gemeinte Blutverlust in der Historie aber auch schief. So soll ein Arzt dem ersten Präsidenten der USA, George Washington, noch 1799 wegen einer Kehlkopfentzündung 1,5 Liter Blut abgenommen haben. Der große Blutverlust könnte zu seinem Tod beigetragen haben, so die Vermutung.

Lindern Espresso und Zitronensaft Kopfschmerzen?

Kopfschmerzen gehören zu den Volkskrankheiten, Kaffee ist Volksdroge. Da wäre es praktisch, wenn das eine gegen das andere helfen würde. Was ist dran?

Dass Koffein und Kopfschmerzen eng miteinander verknüpft sind, wusste schon der Erfinder von Coca-Cola. In seiner Heimatstadt Atlanta tüftelte der Apotheker John Pemberton an einem Sirup, der Müdigkeit und Kopfschmerzen tilgen sollte. Das Ergebnis verkaufte er Ende des 19. Jahrhunderts in Apotheken und Sodabars – damals noch als Medizin und mit deutlich größeren Koffeinmengen als heute.

Auch bei dem uralten Hausrezept, Kopfschmerzen mit Espresso und einem Schuss Zitronensaft zu behandeln, ist das Koffein das Schlüsselelement. Es verengt die Blutgefäße im Gehirn, das Blut fließt schneller, der Blutdruck steigt und die Nervenzellen, denen es bei Kopfschmerzen häufig an Energie mangelt, werden besser mit Sauerstoff versorgt. Die Wirkung der stimulierenden Substanz ist jedoch Engel und Teufel zugleich: Sie kann Kopfschmerzen lindern, kann sie aber auch hervorrufen.

Beim Espresso als Medikament kommt es in erster Linie auf den Kopfschmerztyp an. »Es gibt mehr als 360 verschiedene Kopfschmerzarten«, sagt Hartmut Göbel, Chefarzt der Schmerzklinik Kiel. »Und jede fordert ihre eigene Therapie.« Ein seltener Kopfschmerztyp, bei dem Espresso tatsächlich wie ein Wundertrunk wirkt, ist der schlafgebundene Kopfschmerz. Die Betroffenen, oft Menschen ab einem Alter von 60, schrecken mitten in der Nacht durch starke Kopfschmerzen aus dem Schlaf.

»Der Leidensdruck der Betroffenen ist groß, sie können nie richtig durchschlafen«, sagt Göbel – außer sie trinken vor dem Zubettgehen einen Espresso. Dann verschwinden die Schmerzen, wie kleine Studien[34] gezeigt haben. Auch Göbel hat die Espresso-Therapie schon bei mehreren Patienten angewendet, das Einschlafen sei trotz des Koffeins kein Problem. »Es ist frappierend, wie gut das wirkt«, sagt der Experte. »Warum das so ist, weiß ehrlich gesagt keiner genau.«

Wirkungsbonus Zucker

Wesentlich bekannter ist die Wirkung des Koffeins bei der zweithäufigsten Kopfschmerzart, unter der allein in Deutschland rund 21 Millionen Menschen leiden: der Migräne. Nur Spannungskopfschmerzen, wie sie zum Beispiel nach einem langen Tag vorm Computer auftreten, sind häufiger. »Bei Migränepatienten ist der Energieumsatz der Nervenzellen im Hirn genetisch bedingt erhöht«, sagt Göbel.

Die Betroffenen können schneller denken, tiefer fühlen und eher mehrere Dinge gleichzeitig erledigen. Mit den Vorteilen kommt jedoch auch der große Nachteil: Durch den erhöhten Energieumsatz entsteht im Migränehirn schneller ein Energiedefizit, oft ausgelöst durch eine andauernde und intensive Verarbeitung äußerer Reize, Veränderungen des normalen Tagesrhythmus, Schlafmangel oder Stress. Dann beginnen die einseitigen, pulsierenden Schmerzen. An dieser Stelle kommt das Koffein ins Spiel.

Sehr früh bei einem Anfall eingenommen, kann es durch seine anregende Wirkung den Energiehaushalt der Nervenzellen wieder stabilisieren und dadurch die quälende Attacke abwenden. »Das gilt aber nur für leichte und gerade beginnende Anfälle«, schränkt Göbel ein. »Patienten mit einer starken Migräne berichten meist, dass der Espresso nichts bringt.« Ist die Attacke einmal da, sollten die Betroffenen ihrem Körper Ruhe gönnen, statt ihn durch Koffein aufzuputschen.

Was die Zitrone betrifft, muss sich zumindest medizinisch niemand zu Saurem verpflichtet fühlen. Zwar soll das enthaltene Vitamin C unter anderem Bereiche im Hirnstamm aktivieren, die schmerzlindernde Prozesse in Gang bringen. »Bis ins Detail lässt sich die Wirkung jedoch nicht belegen«, sagt Göbel. Hinzu kommt, dass Vitamin C durch die Hitze des Espressos ohnehin zerstört wird. Stattdessen rät Göbel zu einer anderen Zutat. »Die Nervenzellen im Gehirn gewinnen ihre Energie aus Kohlenhydraten«, sagt der Neurologe.

»Deshalb ist es schlau, einen Löffel Zucker in den Espresso zu geben.«

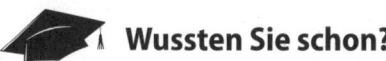 **Wussten Sie schon?**

Beim Erwachsenen macht das Gehirn ungefähr 1,5 Prozent der Körpermasse aus, aber es braucht knapp ein Fünftel der Ruheenergie.

Kopfschmerzen durch Koffeinentzug

Viel häufiger als es bei Kopfschmerzen hilft, ist das Koffein jedoch selbst der Grund für den dröhnenden Kopf. Viele haben sich an den Stoff gewöhnt, ohne sich dessen bewusst zu sein. »Die Nervenzellen regulieren sich schnell auf den ständigen Einsatz von Koffein ein«, sagt Göbel. Wenn das Mittel ausbleibt, mangele es in den Zellen plötzlich an Energie, es beginnt im Kopf zu pulsieren. Dann hilft nur Nachschub.

»Die Reaktion darauf ist gesellschaftlich perfektioniert«, so der Neurologe. »In jedem Einkaufszentrum gibt es den Kaffee zum Mitnehmen, bei Sitzungen werden Kaffeepausen gemacht und überall stehen Kaffeeautomaten.« Die Entzugskopfschmerzen setzen bereits ein, wenn jemand zwei Wochen lang 200 Milligramm Koffein am Tag zu sich nimmt – ein Espresso kommt auf etwas mehr als 50 Milligramm. Die Therapie ist einfach: Nach einer Woche Abstinenz verschwinden die Entzugsschmerzen wieder.

Es gibt viele Studien, die zeigen, dass ein hoher Koffeinkonsum mit Kopfschmerzen einhergeht. Jugendliche etwa, die oft Limonaden mit Koffein trinken, leiden doppelt so häufig unter Kopfschmerzen wie ihre Altersgenossen ohne Koffeinvorliebe. »Kinder haben ein sehr aktives Nervensystem, sie können Reize sehr schnell wahrnehmen und sollten deshalb weder Speisen noch Getränke oder Medikamente mit Koffein einnehmen«, so Göbel.

Unter die Medikamente fallen auch die weit verbreiteten Schmerzmittel mit Koffein, vor denen Göbel grundsätzlich warnt. Die Mittel können Schmerzen zwar etwas schneller lindern als ihre Pendants ohne die Stimulanz, die Zeitersparnis liegt jedoch lediglich bei ein paar Minuten, wie etwa eine Studie von 2005 gezeigt hat.[35] Diesem Vorteil stehen auch bei Erwachsenen Risiken gegenüber.

Kopfschmerzen durch Schmerzmittel

»Bei Migränepatienten spricht dagegen, dass sie bei einem Anfall Ruhe und Entspannung brauchen, das wird durch die Präparate unterbunden«, sagt Göbel. Daneben besteht immer die Gefahr, dass bei Patienten, die oft Kopfschmerzen haben und viele der Tabletten schlucken, zu den eigentlichen Schmerzen noch der Koffeinentzugsschmerz kommt. Dann pulsiert es im Kopf immer, wenn der Tablettennachschub fehlt – und das Risiko für eine weitere dritte Kopfschmerzart steigt.

Im ersten Moment mag es paradox klingen, doch auch Schmerzmittel können ähnlich wie das Koffein zu Entzugsschmerzen führen. Mindestens 1,5 Millionen Menschen leiden in Deutschland unter einem solchen Medikamenten-Übergebrauch-Kopfschmerz (MÜK). Bei den Betroffenen gewöhnt sich das Gehirn an die ständige Einwirkung der Schmerztabletten und reguliert sein Schmerzabwehrsystem herunter.

Anschließend wirken schon harmlose Reize schmerzhaft auf das Hirn, dann hilft nur noch eine strikte Schmerzmittelpause. Um zu verhindern, dass es so weit kommt, gibt es eine einfache Regel: »Man sollte an weniger als zehn Tagen pro Monat Schmerzmittel einnehmen«, sagt Göbel. »Deshalb ist Vorbeugung auch so wichtig.«

Schlafmangel, zu wenig trinken, eine ungesunde Ernährung – Kopfschmerzen transportieren oft die Botschaft, dass wir schlecht mit unserem Körper umgehen. »Um den Energieumsatz in den Nervenzellen möglichst gleichbleibend zu halten, hilft es, Regelmäßigkeit ins Leben zu bringen«, sagt Göbel. »Selbst bei der Migräne sind nur 30 Prozent genetisch bedingt. Den Rest kann man über sein Verhalten wieder ausgleichen.«

▶▶ **FAZIT:** Viel häufiger als Koffein Kopfschmerzen heilt, ist es wahrscheinlich selbst die Ursache. Ausreichend Ruhe und ein geregelter Tagesablauf können das Kopfschmerzrisiko senken. Sonst hilft nur Aushalten – und der gezielte Griff zu passenden Schmerztabletten in angemessener Menge.

Spannungskopfschmerzen: Entspannen bitte, aber richtig!

Den dumpfen, oft drückenden Spannungskopfschmerz kennt fast jeder, er ist mit rund 29 Millionen betroffenen Deutschen die häufigste Kopfschmerzform. Oft entstehen Spannungskopfschmerzen nach einem langen Tag am Computer, bei Überarbeitung, Stress, Anspannung oder Schlafdefizit. »Dann sollte man seinem Nervensystem eine Auszeit gönnen«, sagt Hartmut Göbel, Chefarzt der Schmerzklinik Kiel.

Häufig kann schon ein Spaziergang helfen, die Schmerzen zu lindern, genauso wie Ausschlafen. Ein altes Mittel, das außerdem seine Wirksamkeit in Studien[36] bewiesen hat, ist Pfefferminzöl. »Schon Plinius der Ältere hat dazu geraten, sich bei Kopfschmerzen Pfefferminzblätter auf die Schläfen zu legen«, sagt Hartmut Göbel, Chefarzt der Schmerzklinik Kiel. »Am besten sollte das Öl, bis die Schmerzen vergehen, im Abstand von 15 Minuten auf Schläfen und Stirn aufgetragen werden.«

Ein Missverständnis ist hingegen, dass sich Spannungskopfschmerzen durch Verspannungen der Nackenmuskulatur bilden. »Bis heute wird bei Kopfschmerzen oft massiert, gedehnt und gerenkt«, sagt Göbel. »Dabei sind die Verspannungen nur die Folge der Kopfschmerzen.« Sie entstehen durch einen Abwehrreflex, wie wir ihn auch haben, wenn wir etwa mit einem Finger an eine heiße Herdplatte fassen und diesen schnell zurückziehen.

»Durch den Kopfschmerz werden automatisch die umliegenden Muskeln im Nacken angespannt und die Schultern als Folge hochgezogen«, sagt Göbel. Gegen die Verspannungen der Nackenmuskulatur anzugehen sei deshalb bestimmt angenehm und könnte die Kopfschmerzen vielleicht auch für zwei Tage zum Verschwinden bringen. »Dann aber«, sagt Göbel, »sind sie wieder da.«

Stärken Karotten das Sehvermögen?

Stehen Karottensticks auf dem Tisch, steigt die Wahrscheinlichkeit ins Unermessliche, dass irgendjemand die Weisheit loswird: »Möhren sind ja auch gut für die Augen!« Kann man wirklich schärfer sehen, wenn man große Mengen des Gemüses isst?

»Tu mal lieber die Möhrchen«, singt Helge Schneider in einem Spaßlied. An der Zeile ist tatsächlich was dran. Möhren, Karotten, Gelbrüben oder wie auch immer man das Gemüse nennen mag, versorgen den Körper mit Vitamin A, und das ist gut für alles Mögliche. Schon in den ersten Wochen im Mutterleib lässt das Vitamin Nervenzellen sprießen, nach der Geburt hält es die Zellen gesund. Der Stoff ist wichtig für das Knochenwachstum, macht Haut und Schleimhäute widerstandsfähig und unterstützt nicht zuletzt die Entwicklung des Sehvermögens.

»Wir brauchen Vitamin A, damit das Auge funktioniert«, sagt Jost Hillenkamp, Oberarzt der Klinik für Augenheilkunde an der Uniklinik Schleswig-Holstein in Kiel. Vor allem die Netzhaut ist auf Vitamin A angewiesen. In ihren Sinneszellen, den Stäbchen und Zapfen, wird das Licht in Nervenimpulse umgewandelt, die das Gehirn verarbeiten kann.

Die Zapfen sind dabei für das Farbsehen zuständig. In ihnen reagieren drei verschiedene Formen des Sehpigments Iodopsin entweder auf rotes, grünes oder blaues Licht. Dagegen ist das Sehpigment in den Stäbchen, das Rhodopsin, besonders lichtempfindlich und verschafft uns Durchblick bei Dunkelheit. Von ihm gibt es nur eine Variante, die blaugrünes Licht einfängt. Bei Nacht können wir deshalb nicht mehrfarbig sehen.

Vitamin-A-Mangel macht nachtblind

Für den Aufbau von Iodopsin und Rhodopsin benötigt der Körper Vitamin A. Ein Mangel des Vitamins macht sich als Erstes durch Sehprobleme bei Nacht bemerkbar. Das lichtempfindliche Rhodopsin nimmt Vitamin A langsamer auf als das Iodopsin der Zapfen. Bei Engpässen bleibt für den Aufbau von Rhodopsin deshalb nicht genug Vitamin A übrig. Dauert der Mangel an, leiden alle Sehpigmente.

In Entwicklungsländern ist Vitamin-A-Mangel ein häufiger Grund, aus dem Kinder erblinden. »Hierzulande hat dagegen kein gesunder Mensch einen so großen Mangel, dass dieser sich auf die Sehfähigkeit auswirkt«, sagt Hillenkamp. Eine Überversorgung mit Vitamin A kann das Sehvermögen dann nicht steigern. In der Regel sind in den westlichen Staaten Gendefekte für Nachtblindheit verantwortlich.

Auch die Sehschärfe lässt sich mit Vitamin A nicht verbessern. Klassische Kurzsichtigkeit entsteht durch einen Brechungsfehler des Lichts im Augapfel, wenn dieser zu lang ist. Die Ursache ist noch nicht abschließend geklärt. Wahrscheinlich spielen aber unter anderem die Sehgewohnheiten eine Rolle. »Studien haben gezeigt, dass Menschen, die viel lesen, häufiger betroffen sind als solche, die oft in die Ferne schauen oder Analphabeten sind«, sagt Hillenkamp.

 **Wussten Sie schon?**

Unsere Augen reagieren extrem empfindlich auf Licht, Hobby-astronomen wissen das. Die Andromeda-Galaxie, am Himmel im Sternbild Andromeda zu finden, ist das fernste Objekt, das wir mit bloßem Auge erkennen können – vorausgesetzt, die Umgebung ist dunkel genug und der Himmel klar. Das gelingt unserem Auge, obwohl die Galaxie 2,5 Millionen Lichtjahre entfernt liegt. Als die Lichtteilchen, die heute auf unsere Augen treffen, ihre Reise begannen, gab es noch keine Menschen auf der Erde.

Orangefarbene Haut mit Lichtschutzfaktor vier

Besonders viel Vitamin A nutzt den Augen also nicht, es birgt aber durchaus Risiken: Das Vitamin ist nicht wasserlöslich, kann daher nicht mit dem Urin ausgeschieden werden und sammelt sich in der Leber an. Bei einer in Deutschland typischen Ernährung ohne Vitamintabletten werden kritische Dosen aber nicht überschritten. Besonders viel Vitamin A hingegen enthält Eisbärleber, die deshalb von den Inuit nicht gegessen wird. Bis zu 42 Milligramm Vitamin A stecken in 100 Gramm. Schon wenige Bissen können dem Menschen gefährlich werden.

Hierzulande gehört unter anderem Rinderleber zu den Vitamin-A-reichen Speisen. Sie enthält etwa 7,7 Milligramm des Vitamins pro 100 Gramm. Zum Vergleich: Bei Karotten und anderem Gemüse wie Grünkohl oder Kürbis wandelt der Körper das enthaltene Betacarotin, auch Provitamin A genannt, in Vitamin A um. Aus dem Betacarotin von 100 Millilitern Karottensaft stellt der Körper etwa ein Milligramm Vitamin A her. Die Menge deckt bereits den Tagesbedarf eines Erwachsenen. Das Auge beansprucht davon weniger als ein Prozent, weil es die Materialien für seine Sehpigmente zum Großteil recyceln kann.

Vor allem in der Schwangerschaft sollten Frauen darauf achten, nicht zu viel Vitamin A zu sich zu nehmen. Ergänzungspräparate mit Vitamin A und viel Leber können das Ungeborene insbesondere in der Frühschwangerschaft schädigen.

Für betacarotinreiches Gemüse gilt das nicht. Überschüssiges Betacarotin wird in der Haut gespeichert und erst bei Bedarf zu Vitamin A verarbeitet. Wer sehr viele Möhren isst, bekommt deshalb eine leicht orangefarbene Haut. Vergiftungsgefahr besteht nicht, das eingelagerte Betacarotin kann sogar vor Sonnenbrand schützen. Laut der Deutschen Gesellschaft für Ernährung (DGE) lässt sich so ein Lichtschutzfaktor von bis zu vier erreichen. Der Körper nimmt Betacarotin am besten aus Karottensaft oder aus in wenig Fett gegartem Gemüse auf.

FAZIT: Solange kein Vitamin-A-Mangel besteht, haben Möhren keinen Einfluss auf das Sehvermögen. Dafür kann ihr Provitamin A die Haut begrenzt vor Sonne schützen. Achtung, Nebenwirkung: eine leichte Orangefärbung.

Glossar

Tausendmal gehört, doch was sind Aminosäuren, Hämatome oder Kohlenhydrate eigentlich genau? Hier kommen die Antworten:

1. **Aminosäure:** 20 Aminosäuren bilden die Basis für jedes Eiweiß (auch Protein genannt) in unserem Körper. Einen Teil der Aminosäuren kann der Körper selbst bilden. Bei anderen, den essenziellen Aminosäuren, ist er ausschließlich auf den Nachschub aus der Nahrung angewiesen.

2. **Antibiotika:** Antibiotika sind Stoffe, die natürlich von Bakterien oder Pilzen hergestellt werden und schon in geringen Mengen giftig für andere Mikroorganismen sind. Sie verhindern entweder, dass sich die Zellen vermehren, oder zerstören deren Zellwand. Weil Viren sich weder selbstständig fortpflanzen können noch eine Zellwand besitzen, wirken Antibiotika nicht bei Virusinfektionen. Antibiotika für Arzneimittel werden gezielt im Labor hergestellt – nach wie vor meistens mithilfe von Bakterien oder Pilzen. Grundsätzlich ist es aber auch möglich, sie künstlich zu produzieren.

3. Antihistaminika: Die Medikamente reduzieren die Wirkung von Histamin im Körper oder unterbinden sie sogar. Histamin ist ein Botenstoff, der Abwehrreaktionen des Körpers auf Fremdstoffe steuert und dazu Entzündungen (siehe *Entzündung*) auslöst. Wird Histamin als Reaktion auf eigentlich harmlose Stoffe ausgeschüttet, spricht man von einer Allergie. Antihistaminika können dann gegensteuern. Sie blockieren die Andockstellen des Histamins und unterdrücken so die Entzündung.

4. Arterien: Bei Arterien handelt es sich um Blutgefäße (siehe *Blutgefäße*), die sauerstoffreiches Blut vom Herz in den ganzen Körper transportieren, um Organe und anderes Gewebe mit Sauerstoff zu versorgen.

5. Ätherische Öle: Ätherische Öle sind Inhaltsstoffe von Pflanzen, deren Konsistenz an Öl erinnert und die stark riechen. Wie Öl lassen sich auch ätherische Öle kaum mit Wasser mischen. Man gewinnt sie, indem man die Pflanzen erwärmt. Der entstandene Dampf wird aufgefangen und abgekühlt. Es existieren aber auch noch andere Verfahren, man kann die Pflanzen beispielsweise auspressen. Ätherische Öle können Schleimhäute und Augen reizen, aber auch Keime angreifen.

6. Bakterien: Bakterien kennt man vor allem als Krankheitserreger. Es handelt sich um winzige Lebewesen, die aus nur einer Zelle bestehen. Der genetische Bauplan der Bakterien ist nicht in einem Zellkern verpackt, sondern liegt frei in den Zellen. Das unterscheidet sie von tierischen und menschlichen Zellen. Die meisten Bakterien sind ungefähr einen tausendstel Millimeter groß. Sie nehmen eigenständig Stoffe aus der Umgebung auf, um Energie zu gewinnen. Bakterien vermehren sich, indem sie sich teilen und immer wieder Kopien von sich selbst herstellen – natürliche Klone. Längst nicht alle Bakterien sind Krankheitserreger, einige sogar nützlich für den Menschen. Letztere leben etwa auf der Haut oder im Darm und schützen vor anderen schädlichen Organismen oder unterstützen die Verdauung. Krank machen Bakterienarten, die für menschliche Zellen giftige Substanzen herstellen.

7. **Blutgefäße:** Ganz egal, an welcher Stelle sie sich befinden, wie groß sie sind oder ob das Blut in ihnen gerade viel Sauerstoff transportiert oder nicht: Blutgefäße sind der Oberbegriff für alle Röhren, in denen Blut durch unseren Körper fließt. Das Wort Adern hat dieselbe Bedeutung. Im Detail unterscheiden Mediziner bei den Blutgefäßen zwischen Arterien, die das sauerstoffreiche Blut vom Herz zu den Organen transportieren, und Venen, die das sauerstoffarme Blut aus den Organen wieder zurück zum Herz bringen. Auf ihrem Weg vom Herz weg verästeln sich Arterien immer weiter und werden erst zu Arteriolen, die sich noch weiter zu den winzigen Kapillaren aufteilen. In ihnen gibt das Blut einen Großteil seines Sauerstoffs ab und nimmt Kohlendioxid auf. Anschließend verbinden sich die winzi-

gen Gefäße wieder miteinander, werden erst zu Venolen und erreichen schließlich als große Venen das Herz.

8. **Blutgerinnung:** Ohne Blutgerinnung würden wir schon bei kleineren Wunden Gefahr laufen, zu verbluten. Sie sorgt dafür, dass das austretende Blut aus verletzten Gefäßen gerinnt und sich das Loch in der Gefäßwand wieder verschließt. Dabei ist die Blutgerinnung nur ein Teil der Reaktion: Als Erstes zieht sich das verletzte Gefäß zusammen, um den Blutfluss zu senken. Anschließend bilden Blutplättchen einen Pfropf auf der verletzten Stelle und stillen die Blutung. Der Pfropf hält allerdings nur für kurze Zeit, auf Dauer würde er weggeschwemmt werden. An dieser Stelle setzt die eigentliche Blutgerinnung ein. Sie sorgt dafür, dass sich über der Wunde ein dichtes Netzwerk unlöslicher Eiweißfasern bildet, in dem sich feste Bestandteile des Bluts wie rote Blutkörperchen verfangen, und das die Wunde dauerhaft verschließt. Gerinnt Blut unabhängig von einer Wunde, besteht die Gefahr einer Thrombose. Dabei kann sich das Gerinnsel von der Gefäßwand lösen, im Blut durch den Körper schwimmen und ein kleines Gefäß verstopfen.

9. **Eiweiß** (siehe *Protein*)

10. **Elektrolyte:** Bei Elektrolyten handelt es sich im weitesten Sinne um Stoffe, die Strom leiten können. Kochsalz etwa, Natriumchlorid, zerfällt in Körperflüssigkeit

gelöst in ein positiv geladenes Natrium- und ein negativ geladenes Chlor-Ion. Indem sich die Ionen in den Zellen anhäufen und gezielt verteilen, können sie elektrische Signale erzeugen, mit deren Hilfe vor allem Nervenzellen kommunizieren.

11. **Entzündung:** Eine Entzündung ist eine natürliche Reaktion des Immunsystems auf einen Reiz. Bei diesem kann es sich etwa um eine Verletzung oder einen Fremdkörper handeln. Vermittelt wird die Reaktion über Botenstoffe wie Histamin, die von Immunzellen ausgeschüttet werden. Entzündungsbotenstoffe bringen eine ganze Reihe von Reaktionen im Körper in Gang, durch die der Schaden eingegrenzt und anschließend repariert wird. Es entsteht eine Schwellung. Durch die Flüssigkeit im Gewebe (Wundödem, siehe *Ödem*) werden Zelltrümmer effektiver entfernt, Fremdstoffe ausgeschwemmt und das Zellwachstum angeregt.

12. **Enzyme:** Enzyme beschleunigen chemische Reaktionen im Körper, und zwar um das 100-Millionen- oder sogar 10-Milliardenfache. In der Chemie heißen solche antreibenden Stoffe Katalysatoren. Die Enzyme, bei denen es sich zum Großteil um Proteine handelt, wirken unter anderem, indem sie zwei an einer Reaktion beteiligte Stoffe an sich binden und in die richtige Position zueinander bringen. Fehlt ein Enzym im sensibel getakteten Kreislauf unseres Körpers, kann es zu Krankheiten kommen. Eine weit bekannte Folge ist die Laktoseinto-

leranz: Die Betroffenen bilden zu wenig des Enzyms Laktase, das dabei hilft, Milchzucker (auch Laktose genannt) aufzuspalten. Stattdessen verwerten Darmbakterien den Milchzucker und sorgen für Blähungen und andere unangenehme Verdauungsprobleme.

13. **Grippaler Infekt:** Ein grippaler Infekt wird oft mit der echten Grippe verwechselt, dabei ist er deutlich häufiger und deutlich sanfter zum Körper. Hinter der Erkrankung stecken mehr als 200 verschiedene Krankheitserreger, gegen die nicht geimpft werden kann – auch eine Grippeimpfung schützt nicht vor einem grippalen Infekt. Im Gegensatz zur Grippe treten die Beschwerden in der Regel abgeschwächt auf. Die Körpertemperatur kann etwas steigen, zu starkem Fieber kommt es aber nicht. Außerdem kursieren die Viren der echten Grippe nur ungefähr von Dezember bis April, vor einem grippalen Infekt ist man das ganze Jahr über nicht gefeit.

14. **Grippe:** Die echte Grippe ist im Vergleich zum grippalen Infekt deutlich seltener und verläuft deutlich heftiger. Sie wird von Influenzaviren ausgelöst, für die Experten jede Saison einen neuen Impfstoff entwickeln. Typisch für die echte Grippe ist der abrupte Krankheitsbeginn, die Betroffenen leiden plötzlich unter hohem Fieber und einem trockenen Reizhusten. Insgesamt zehrt die Erkrankung oft eine ganze Woche lang am Körper, auch Wochen später können sich die Betroffenen noch schlapp fühlen. Mit dem Alter, bei einer Schwangerschaft oder mit Erkran-

kungen wie Asthma, Diabetes oder Multipler Sklerose steigt die Wahrscheinlichkeit, dass die Grippeviren gefährliche Komplikationen wie eine zusätzliche, bakterielle Lungenentzündung mit sich bringen. Aufgrund dessen rät die Ständige Impfkommission (Stiko) den Betroffenen, sich gegen das Virus impfen zu lassen.

15. **Hämatom:** Hämatom ist nichts anderes als der Fachbegriff für einen Bluterguss. Die blau-grün-lilanen Flecken unter der Haut entstehen durch stumpfe Stöße, bei denen die schützende Barriere der Haut bestehen bleibt, unter ihr aber kleine Blutgefäße einreißen. Dann sammelt sich das Blut im umliegenden Gewebe, gerinnt dort und wird anschließend vom Körper abgebaut. In der Regel bilden sich Hämatome von allein zurück, es braucht vor allem Ruhe, Geduld und, falls es schmerzt und dick wird, ein Kühlpack für die Beule.

16. **Hormone:** Hormone bilden neben den Nerven das zweite große Kommunikationssystem des Körpers. Während Nerven blitzschnell Muskeln, Drüsen oder andere Nerven ansprechen, wirken Hormone deutlich gemächlicher und vielfältiger. Einmal freigesetzt, gelangen sie über die Blutbahn in den ganzen Körper. Ihr Ziel erkennen sie anhand von Rezeptoren, an die sie passgenau andocken können. Die Prozesse können sich über Sekunden, Minuten, aber auch Tage oder Wochen hinziehen. Hormone beeinflussen ständig unser Verhalten. Sie steuern das Hungergefühl oder die Lust auf Sex, sie

mobilisieren in stressigen Situationen Reservekräfte und sorgen dafür, dass der Zucker aus einer Banane aus dem Blut in die Zellen und damit auch ins Gehirn gelangt. Dies sind nur wenige Beispiele, die von der großen Macht der kleinen Botschafter zeugen.

17. **Kalorien:** Eigentlich ist diese Einheit für Energie schon veraltet. Um ein Gramm Wasser um ein Grad zu erwärmen, braucht man ungefähr eine Kalorie. Offiziell wurde die Kalorie durch das Joule abgelöst. Ein Joule ist ungefähr die Energie, die man braucht, um eine Tafel Schokolade (100 Gramm) einen Meter anzuheben. Weil Kalorien aber nach wie vor geläufiger sind, wird die Energie von Nahrungsmitteln noch immer meist auch in der alten Einheit angegeben. Eine Kalorie entspricht in etwa 4,19 Joule.

18. **Kohlenhydrate:** Neben Eiweiß und Fett bilden Kohlenhydrate einen Hauptbestandteil unserer Nahrung. Die bekanntesten Kohlenhydrate sind Zucker und Stärke. Da Kohlenhydrate bei der Fotosynthese entstehen, kommen sie vor allem in pflanzlichen Lebensmitteln vor – typische Lieferanten sind Brot, Nudeln oder Reis. Der Körper nutzt Kohlenhydrate in erster Linie, um sich mit Energie zu versorgen, das Gehirn etwa gewinnt diese zu einem großen Teil aus dem Zucker Glukose. Vor allem in der Leber und den Muskeln befinden sich deshalb Vorratskammern für kohlenhydratarme Zeiten, gefüllt mit dem Speicherstoff Glykogen. Leistungssportler

füllen diese Speicher vor Wettkämpfen gezielt auf, um ihren Körper möglichst lange mit Energie zu versorgen. Trotz ihrer wichtigen Funktion bilden Kohlenhydrate nur etwa zwei bis drei Prozent der Körpermasse. Bis auf wenige Ausnahmen enthalten sie pro Kohlenstoffatom ein Wassermolekül, dies erklärt ihren Namen.

19. **Körperkerntemperatur:** Egal, ob es um uns herum warm oder kalt ist – der Körper hält seine Temperatur auf einem möglichst gleichmäßigen Level. Das trifft vor allem auf die Mitte des Körpers zu, das Innere des Rumpfs und des Kopfs. Diese Region bildet den Körperkern, dort sollten möglichst immer um die 37 Grad Celsius herrschen. Als Heizung dienen die Organe im Rumpf. Ihre Wärme strömt von innen nach außen. Je weiter entfernt etwas vom Körperkern liegt, desto niedriger die Temperatur – zumindest, wenn es in der Umgebung kühl ist. Dies erklärt auch, warum Finger und Fußzehen immer am schnellsten kalt werden.

20. **Mikroorganismen:** Der Begriff fasst winzige Lebewesen zusammen, die man einzeln mit bloßem Auge nicht erkennen kann. Zu ihnen gehören die Mehrzahl der Bakterien, zahlreiche Pilze wie die Hefe, aber auch Algen und einige Parasiten.

21. **Muskelfasern:** Muskelfasern sind die einzelnen Zellen im Muskel. Ihr Name kommt daher, dass sie wie eine typische Faser lang gestreckt sind. Viele von ihnen

bilden gebündelt ein Faszikel, eine etwas größere Einheit des Muskels, die mit Nerven und Blutgefäßen versorgt wird. Gebündelte Faszikel wiederum bilden den kompletten Muskel. So ist es zumindest bei Skelettmuskeln, die über Sehnen mit Knochen verbunden sind und unsere Bewegungen ermöglichen.

22. **Nährstoffe:** Nährstoffe stammen, wie es der Name schon vermuten lässt, aus unserer Nahrung. Es handelt sich um die Bausteine von Fetten, Eiweißen und Kohlenhydraten: die (in der gleichen Reihenfolge) Fettsäuren, Aminosäuren und Monosaccharide. In ihre Einzelteile zerlegt, kann der Körper die Stoffe nutzen, um eigene Strukturen aus ihnen zu bauen, Energie aus ihnen zu gewinnen oder sie in seine eigene Energiespeicherform umzuwandeln und für schlechtere Zeiten aufzusparen.

23. **Ödem:** Von einem Ödem spricht man, wenn Flüssigkeit aus den Gefäßen ins Gewebe tritt und sich dort zwischen den Zellen ansammelt.

24. **Protein:** Proteine sind dasselbe wie Eiweiße. Bei einem normalgewichtigen Erwachsenen bilden sie rund 12 bis 18 Prozent des Körpers. Die ziemlich großen Moleküle bestehen in der Regel aus Tausenden Aminosäuren, die miteinander verknüpft und verwoben sind. Sie können die verschiedensten Aufgaben erfüllen: Als Antikörper etwa helfen sie dem Immunsystem dabei, Fremdkörper

zu erkennen. Als Hormone stimmen sie die Reaktionen in unserem Körper aufeinander ab. Und als wichtiger Bestandteil des Muskels ermöglichen sie uns das Gehen, Stehen, überhaupt jede Bewegung.

25. **Reflex:** Reflexe schützen unseren Körper und regulieren seine Abläufe. Das Besondere an ihnen sind ihre Schnelligkeit und ihre Selbstständigkeit. Es handelt sich um Automatismen, die ohne Einfluss des Gehirns ablaufen. Dies ermöglicht uns, auf einen Reiz zu reagieren, noch bevor uns eine Gefahr bewusst ist. Der bekannteste Reflex ist wohl der Finger auf der heißen Herdplatte. Noch bevor wir über den Schmerz nachdenken können, schnellt die Hand wie ferngesteuert zurück. Weitere Reflexe sind der Lidschlag oder der Hustenreiz. Neben solchen angeborenen Reaktionen können Reflexe auch erlernt werden – beispielsweise das heftige Treten auf die Bremse des Autos, wenn ein Ball über die Straße rollt. Manche Reflexe wiederum passieren im Inneren unseres Körpers, ohne dass wir sie überhaupt bemerken. Sie regeln etwa die Herzfrequenz oder die Verdauung.

26. **Schleimhaut:** Die Schleimhaut ist die Schutzschicht, die Hohlorgane wie die Speiseröhre oder die Blase auskleidet. Sie besteht aus Deckgewebe und einer Gewebeschicht, die Drüsen enthalten kann. Das dort produzierte Sekret zieht einen Schleimfilm über die Haut, der vor Verletzungen schützt. Außerdem können Schleim-

häute Immunzellen abgeben und spielen bei der Krankheitsabwehr eine wichtige Rolle – etwa in der Nase. Im Gegensatz zur Haut hat die Schleimhaut keine Haare und keine Hornschicht. Schleimhautzellen gehören zu den schnell teilenden Zellen im Körper. Verletzungen dort verheilen deshalb in der Regel vergleichsweise schnell.

27. **Stoffwechsel:** Der Stoffwechsel, auch Metabolismus genannt, umfasst alle chemischen Reaktionen, die im Körper ablaufen. Dabei teilt er sich in zwei Bereiche: Den Anabolismus, bei dem der Körper aus einfachen Molekülen komplexe aufbaut, und den Katabolismus, bei dem er komplexe Moleküle in ihre Grundbausteine zerlegt. Während der Anabolismus mehr Energie verbraucht, als bei den Reaktionen erzeugt wird, wird beim Katabolismus Energie frei. Die aufbauenden und abbauenden Reaktionen im Körper sollten sich immer im Gleichgewicht befinden, dafür steht die Bezeichnung Metabolismus. Übrigens: Auch der Begriff Anabolika leitet sich von Anabolismus ab. Dabei handelt es sich um Substanzen, die den Muskelaufbau fördern – allerdings auch erhebliche Nebenwirkungen mit sich bringen können.

28. **Übersichtstudien:** Wenn Wissenschaftler sich einen Überblick über den aktuellen Forschungsstand zu einem Thema verschaffen wollen, suchen sie in Datenbanken nach miteinander vergleichbaren Studien, die dazu ver-

öffentlicht wurden, und werten sie aus. Dies hat den Vorteil, dass zahlreiche Daten einfließen, was die Aussagekraft erhöht. Zudem werden bei den oft auch als Review oder Metaanalyse bezeichneten Arbeiten in der Regel Projekte ausgeschlossen, in denen nicht sauber gearbeitet wurde.

29. **Venen:** Bei Venen handelt es sich um Blutgefäße, die hauptsächlich sauerstoffarmes Blut aus dem Körper wieder Richtung Herz transportieren, damit es neu mit Sauerstoff angereichert werden kann. Für eine genauere Beschreibung siehe *Blutgefäße*.

30. **Viren:** Viren sind Partikel, die aus Erbinformationen und einer Proteinhülle bestehen. Sie gelten nicht als Lebewesen, da sie sich nicht eigenständig vermehren können. Stattdessen schleusen sie ihre Erbinformationen in fremde Zellen ein, die dann neue Viruspartikel anfertigen. Da sie die Zellen dabei umprogrammieren, verursachen Viren häufig Krankheiten. Schützen kann man sich nur durch Impfungen, die das Immunsystem auf charakteristische Formen auf der Oberfläche bestimmter Viren einschießen. Auch ohne Impfung bekämpft das Immunsystem Viren, indem es befallene Zellen abtötet – dann braucht es aber deutlich länger. Bei manchen Viren bietet eine einmalige Infektion eine ähnliche Schutzwirkung wie eine Impfung. Gegen einige Viren hat das Immunsystem dagegen keine Chance, etwa gegen das Aids-verursachende HI-Virus. Antibio-

tika wirken nicht gegen Viren, da diese keine Zellwand besitzen (siehe *Antibiotika*).

31. **Vitamine:** Ohne Vitamine können wir nicht überleben. Der Körper braucht sie unter anderem zum Wachsen oder für den Stoffwechsel. Das Verflixte daran: Er kann sie nicht selbst herstellen, sondern muss sie zum Großteil aus der Nahrung ziehen. Ausnahme ist zum Beispiel das Vitamin K, bei dem der Körper Produktionshilfe von Bakterien im Verdauungstrakt erhält. Grundsätzlich unterscheiden Experten zwischen zwei Gruppen von Vitaminen: Eine beinhaltet die fettlöslichen Vitamine, zu denen die Vitamine A, D, E und K gehören. Diese Vitamine können wir nur ausreichend über den Darm aufnehmen, wenn sie in der Nahrung mit etwas Fett verbunden sind. Die anderen sind die wasserlöslichen Vitamine, die B-Vitamine und das Vitamin C, die beim Kochen ins Wasser übergehen. Wer sich ausgewogen ernährt, nimmt in der Regel ausreichend Vitamine über seine Nahrung zu sich. Eine Ausnahme ist das B-Vitamin Folsäure, das vor und während einer Schwangerschaft zusätzlich geschluckt werden sollte.

32. **Zellkulturen:** Zellkulturen sind Ansammlungen von Zellen auf oder in einem Nährmedium – sozusagen eine Zellzucht. Typischerweise werden sogenannte Zelllinien gezüchtet. Das sind Zellen aus einem bestimmten Gewebe. Die Zellen einiger Zelllinien hören ohne äußere

Einflüsse nie auf, sich zu teilen. Bevor Forscher die Wirkung von Medikamenten oder anderen Mitteln an Tieren oder Menschen erproben, testen sie häufig erst einmal in einer Zellkultur, welche Reaktionen das Mittel hervorruft.

Index

Literatur

1 **Songul, M., und Cingi, C.:** Sneeze Reflex: Facts and Fiction. *Therapeutic Advances in Respiratory Disease,* 2009.

2 **Bhutta, M. F., und Maxwell, H.:** Sneezing induced by sexual ideation or orgasm: an under-reported phenomenon. *Journal of the Royal Society of Medicine,* 2008.

3 **Heinrich, H., Goetze, O., Menne, D., Iten, P. X., Fruehauf, H., Vavricka, S. R., Schwizer, W., Fried, M., und Fox, M.:** Effect on gastric function and symptoms of drinking wine, black tea, or schnapps with a Swiss cheese fondue: randomised controlled crossover trial. *British Medical Journal,* 2010.

4 **Franke, A., Harder, H., Orth, A. K., Zitzmann, S., und Singer, M. V.:** Postprandial Walking but not Consumption of Alcoholic Digestifs or Espresso Accelerates Gastric Emptying in Healthy Volunteers. *Journal of Gastrointestinal and Liver Diseases,* 2008.

5 **Lingard, H., Zehetmayer, S., und Maier, M.:** Bacterial superinfection in upper respiratory tract infections estimated by increases in CRP values: A diagnostic follow-up in primary care. *Scandinavian Journal of Primary Health Care,* 2008.

6 **Attwood, A. S., Scott-Samuel, N. E., Stothart, G., und Munafò, M. R.:** Glass Shape Influences Consumption Rate for Alcoholic Beverages. *PLoS ONE,* 2012.

7   **Assefi, S. L., und Garry, M.:** Absolut memory distortions: alcohol placebos influence the misinformation effect. *Psychological Science*, 2003.

8   **Unger, D. L.:** Does knuckle cracking lead to arthritis of the fingers? *Arthritis & Rheumatism*, 1998.

9   **Castellanos, J., und Axelrod, D.:** Effect of habitual knuckle cracking on hand function. *Annals of Rheumatic Diseases*, 1990.

10   **Weinstein, M. P., Towns, M. L., Quartey, S. M., Mirrett, S., Reimer, L. G., Parmigiani, G., und Reller, L. B.:** The clinical significance of positive blood cultures in the 1990s: a prospective comprehensive evaluation of the microbiology, epidemiology, and outcome of bacteremia and fungemia in adults. *Clinical Infectious Diseases*, 1997.

11   **Muckelbauer, R., Sarganas, G., Grüneis, A., und Müller-Nordhorn, J.:** Association between water consumption and body weight outcomes: a systematic review. *The American Journal of Clinical Nutrition*, 2013.

12   **Schoenfeld, B. J., Aragon, A. A., und Krieger, J. W.:** The effect of protein timing on muscle strength and hypertrophy: a meta-analysis. *Journal of the International Society of Sports Nutrition*, 2013.

13   **Campbell, B., Kreider, R. B., Ziegenfuss, T., La Bounty, P., Roberts, M., Burke, D., Landis, J., Lopez, H., und Antonio, J.:** International Society of Sports Nutrition Position Stand: Protein and Exercise. *Journal of the International Society of Sports Nutrition*, 2007.

14   **Thompson, C., Kelsberg, G., St Anna, L., und Poddar. S.:** Clinical inquiries. Heat or ice for acute ankle sprain? *The Journal of Family Practice*, 2003.

15 **Kerkhoffs, G. M., van den Bekerom, M., Elders, L. A., van Beek, P. A., Hullegie, W. A. M., Bloemers, G. M. F. M., de Heus, E. M., Loogmann, M. C. M., Rosenbrand K. C. J. G. M., Kuipers, T., Hoogstraten, J. W. A. P., Dekker, R., Ten Duis, H.-J., van Dijk, C. N., van Tulder, M. W., van der Wees, P. J., und de Bie, R. A.:** Diagnosis, treatment and prevention of ankle sprains: an evidence-based clinical guideline. *British Journal of Sports Medicine*, 2012.

16 **Bleakley, C. M., McDonough, S. M., und MacAuley, D. C.:** Cryotherapy for acute ankle sprains: a randomised controlled study of two different icing protocols. *British Journal of Sports Medicine*, 2006.

17 **Paschos, G. K., Ibrahim, S., Song, W. L., Kunieda, T., Grant, G., Reyes, T. M., Bradfield, C. A., Vaughan, C. H., Eiden, M., Masoodi, M., Griffin, J. L., Wang, F., Lawson, J. A., und FitzGerald, G. A.:** Obesity in mice with adipocyte-specific deletion of clock component Arntl. *Nature Medicine*, 2012.

18 **Jakubowicz, D., Barnea, M., Wainstein, J., und Froy, O.:** High Caloric Intake at Breakfast vs. Dinner Differentially Influences Weight Loss of Overweight and Obese Women. *Obesity*, 2013.

19 **Garrison, S. R., Allan, G. M., Sekhon, R. K., Musini, V. M., und Khan, K. M.:** Magnesium for skeletal muscle cramps. *The Cochrane Library*, 2012.

20 **Schwellnus, M. P., Drew, N., und Collins, M.:** Muscle Cramping in Athletes–Risk Factors, Clinical Assessment, and Management. *Clinics in Sports Medicine*, 2008.

21 **Geurts, M., Macleod, M. R., Kollmar, R., Kremer, P. H., und van der Worp, H. B.:** Therapeutic Hypothermie and

the risk of infection: a systematic review and meta-analysis. *Critical Care Medicine*, 2014.

22 **Reid, I. R.:** Calcium Supplements and Nail Quality. *The New England Journal of Medicine*, 2000.

23 **Ashby, R., Ohlendorf, A., und Schaeffel, F.:** The Effect of Ambient Illuminance on the Development of Deprivation Myopia in Chicks. *Investigative Ophthalmology & Visual Science*, 2009.

24 **Read, S. A., Collins, M. J., und Vincent, S. J.:** Light Exposure and Physical Activity in Myopic and Emmetropic Children. *Optometry & Vision Science*, 2014.

25 **Han, A., und Maibach, H. I.:** Management of Acute Sunburn. *American Journal of Clinical Dermatology*, 2004.

26 **Driscoll, M. S., Arbor, A., und Wagner, R. F.:** Clinical Management of the Acute Sunburn Reaction. *Cutis*, 2000.

27 **Maltby, J. R., Pytka, S., Watson, N. C., Cowan, R. A., und Fick, G. H.:** Drinking 300 mL of clear fluid two hours before surgery has no effect on gastric fluid volume and pH in fasting and non-fasting obese patients. *Canadian Journal of Anesthesia*, 2004.

28 **Tsimihodimos, V., Kakaidi, V., und Elisaf, M.:** Cola-induced hypokalaemia: pathophysiological mechanisms and clinical implications. *Internal Journal of Clinical Practice*, 2009.

29 **Bautista, D. M., Wilson, S. R., und Hoon, M. A.:** Why we scratch an itch: the molecules, cells and circuits of itch. *Nature Neuroscience*, 2014.

30 **Rong, Y., Chen, L., Zhu, T., Song, Y., Yu, M., Shan, Z., Sands, A., Hu, F. B., und Liu, L.:** Egg consumption and risk of coronary heart disease and stroke: dose-response

meta-analysis of prospective cohort studies. *British Medical Journal*, 2013.

31 **Wang, H., Livingston, K. A., Fox, C. S., Meigs, J. B., und Jacques, P. F.:** Yogurt consumption is associated with better diet quality and metabolic profile in American men and women. *Nutrition Research*, 2013.

32 **Tognon, G., Lissner, L., Sæbye, D., Walker, K. Z., und Heitmann, B. L.:** The Mediterranean diet in relation to mortality and CVD: a Danish cohort study. *British Journal of Nutrition*, 2013.

33 **Houschyar, K. S., Lüdtke, R., Dobos, G. J., Kalus, U., Broecker-Preuss, M., Rampp, T., Brinkhaus, B., und Michalsen, A.:** Effects of phlebotomy-induced reduction of body iron stores on metabolic syndrome: results from a randomized clinical trial. *BMC Medicine*, 2012.

34 **Holle, D., Naegel, S., und Obermann, M.:** Hypnic Headache. *Cephalalgia*, 2013.

35 **Diener, H. C., Pfaffenrath, V., Pageler, L., Peil, H., und Aicher, B.:** The fixed combination of acetylsalicylic acid, paracetamol and caffeine is more effective than single substances and dual combination for the treatment of headache: a multicentre, randomized, double-blind, single-dose, placebo-controlled parallel group study. *Cephalalgia*, 2005.

36 **Herberhold, C.:** Spannungskopfschmerz: Pfefferminzöl ist anderen Analgetika ebenbürtig. *Deutsches Ärzteblatt*, 1996.

Dank

Von ganzen Herzen bedanken wir uns bei Cinthia Briseño, Heike Le Ker, Dennis Ballwieser und Nina Weber, ohne die es diese Kolumne nie gegeben hätte. Vielen Dank für eure großartige Unterstützung und den Enthusiasmus. Ebenfalls ein großes Dankeschön geht an Angelika Mette, die das Buch erst möglich gemacht hat. Danke für die nützlichen Ratschläge und die unendliche Geduld.

Wir danken Jessica Hein und Nina Lieke für ihr großes Vertrauen und Eva Profousová fürs Gegenlesen. Außerdem möchten wir uns bei allen Experten bedanken, die ihr Fachwissen in *Mythos oder Medizin* eingebracht haben. Ohne sie wären uns viele kluge Ideen und nützliche Kniffe verborgen geblieben. Ebenso danken wir allen Lesern für ihre mitunter abwegigen und originellen Fragen, die uns auf immer neue Wege geführt haben.

Unser ganz persönlicher Dank gilt unseren Freunden Daniel und Friedrich, die immer da sind, wenn es drauf ankommt. Danke fürs Mitfiebern, jeden wertvollen Rat und den Halt in turbulenten Zeiten. Wir danken unseren Familien, ohne die wir es nie hierher geschafft hätten. Vielen Dank, dass ihr uns all das ermöglicht habt. Danke außerdem an alle Freunde, die sich bei jedem Schritt mit uns gefreut haben.

Besuchen Sie
den Heyne Verlag
im Social Web

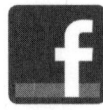

Facebook
www.heyne.de/facebook

Twitter
www.heyne.de/twitter

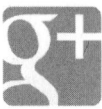

Google+
www.heyne.de/google+

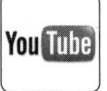

YouTube
www.heyne.de/youtube